suncolor

腦霧

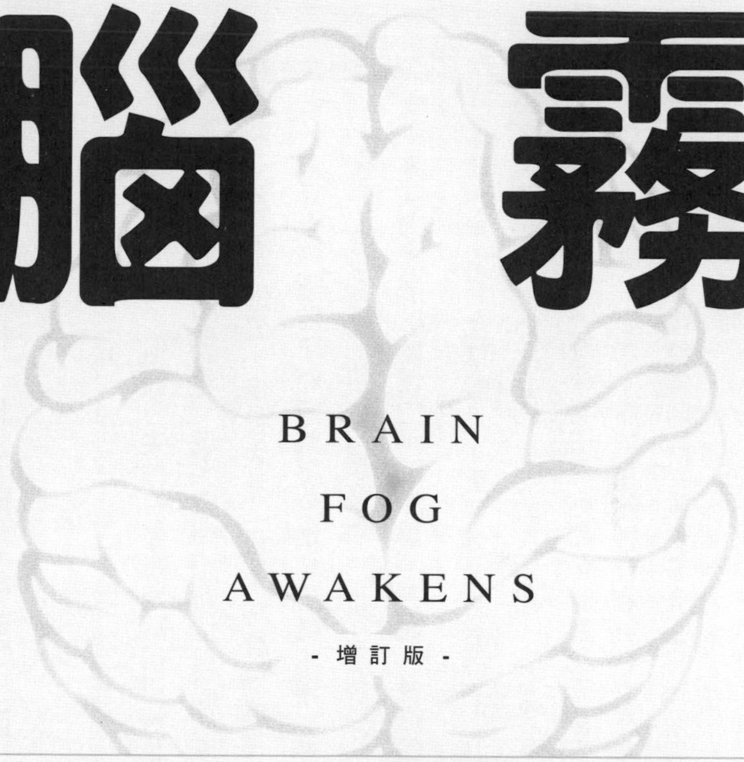

BRAIN FOG AWAKENS

- 增訂版 -

腦退化自救、預防失智，腦科醫師教你大腦重置，
提升 **專注**、**記憶**、**思考** 三大腦原力

腦神經科醫師／博士
鄭淳予 著

suncolor
三采文化

一起預防腦退化、找到腦霧覺醒之路

我在二〇一八年時，撰寫了第一版的腦霧書，當時「腦霧」這個症狀對許多人來說還十分陌生，但健忘失神、倦怠渙散卻已經是許多人的日常困擾，我希望藉由推廣「腦霧」這個觀念，讓大家開始關注自己的專注、記憶和思考理解力，期待我們能一起超前部署、保養大腦，預防神經性退化如失智的疾病到來。沒料想到二〇一九年全球爆發了新冠肺炎疫情，陸續出現「新冠長期症狀」或稱「新冠後遺症」（Long COVID）和「新冠腦霧」（Post-COVID Brain Fog）的症狀，有更多人受到專注力渙散、記憶力下降、思考遲鈍、身心疲勞所苦。

這個現象引起全球關注，重要且頗具聲望的《科學》（Science）、《自然—醫學》（Nature Medicine）、《刺胳針》（Lancet）、《美國醫學會雜誌》發行之 JAMA Network Open 期刊，也都對此議題發表論文來闡釋和討論，因此我和三采同仁有了這樣的心念，希望重新整理和更新腦霧書，將更前端的研究和全面的內容分享給大家，在後疫情時代，讓更多人正確理解腦霧，避免錯誤的資訊、網路消息造成的誤解和恐慌！

我在新版腦霧書中，更新了和腦霧相關的重要風險因子，改善腦霧的對策和生活指引，也特別增加了「新冠腦霧」的章節，分享病毒可能如何傷害我們的大腦？我們又要怎麼面對和預防？結合〈睡眠的大腦療癒力〉、〈舒緩神經性發炎和疼痛〉、〈改善情緒和腸道對大腦的影響〉、〈具體消除腦霧的生活計畫〉等等重要篇章，期待新一版的腦霧書，能及時地幫助陷在迷霧中的混沌大腦，我們一起預防腦退化、找到腦霧的覺醒之路！

腦霧迷思和釋疑！

自從「腦霧」的困擾開始被全球關注，便有許多新聞和媒體針對腦霧發表文章或影片，但某些標題和內容在沒有陳述清楚的狀況下，造成社會大眾產生許多誤解和恐慌，因此我針對幾項迷思，作一些說明，希望我們都能正確理解「腦霧」：

▼**新冠腦霧是什麼？**這是病人在罹患新冠肺炎之後，可能產生「新冠長期症狀」的表現之一。《科學》（Science）和《刺胳針神經學》（Lancet Neurology）期刊也對此發表論文來闡釋「新冠肺炎感染相關的神經學異常」，

我們在書中一起來了解，病毒可能是透過哪些機轉來傷害腦神經系統？而什麼又是神經性發炎？

▼**腦霧是醫學診斷嗎？**「腦霧」是描述一群綜合症狀的表現，並不是一個診斷，有許多疾病都會出現健忘失神、倦怠渙散的腦霧「症狀」，重點是認識導致腦霧的原因：包括感染新冠肺炎之後、長期失眠、慢性發炎、疼痛、憂鬱或焦慮，歷經更年期、腸胃道疾病、免疫疾病等的人，都有可能出現腦霧現象。**在書中我分享了容易導致腦霧的疾病，更清楚地說明疾病和症狀之間的關係。**

▼**出現腦霧就會失智嗎？**當然不一定會！腦霧不是致病原因，出現腦霧症狀是一種結果的呈現、是身體給的警訊，因此我們更要關注的是：「為什麼我會開始腦霧了？」這意味著我們已經讓大腦處在某種威脅中，或是慢性疾病、發炎感染、疼痛，或是飲食失調、情緒疾患、睡眠或日夜節律紊亂等等，若完全不理會，讓神經系統持續受到這些傷害，才是讓自己暴露在腦退化的風險中！在書中**〈對抗腦霧—就是為預防失智來儲存腦本〉**和**〈破解腦迷思：**腦霧和失智症大ＰＫ〉章節，我清楚地釐清了腦霧和失智的差異和關聯。

▼**腦霧一定會導致永久腦損傷嗎？**不，腦霧當然有可逆機會！這是我撰寫這本書最重要的立基，整本書的主軸就在，把能「改善腦霧」的重要觀點分享給大家。腦霧和失智症最不一樣的地方在於：它是一種功能性失調，大腦尚未產生嚴重結構性損傷，**透過關注自身疾病、睡眠、生活、飲食等調理，我們很有可能會痊癒！因此在書中許多篇章，我分享了具體改善腦霧的方法以及策略。**

鄭淳予

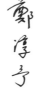

讓大腦撐起你的夢想

我的病人們，一直以來就是我最棒的老師！他們總是驅動著我，而這本腦霧書就是啟蒙自我的腦病人們常問的這些問題：「鄭醫師！我的腦袋總是混沌、暈重的，明明一覺起來還是累，總是無法集中精神，也開始丟三落四，我是不是失智了？」

「失智」這個疾病在全球發生率節節攀升，但多半發生時，大腦已經產生病變，所以是令人聞之色變的議題。在我臨床執業生涯中，每每被病人問及這些問題，就在思索：站在預防醫學的角度，我們是不是可以再試著往前一些，在青、壯、中年時，就將大腦重度使用的生活，做更好的日常調校；更早開始，就幫助大家理解**「大腦三原力──專注、記憶、思考理解力」**的重要，和腦原力失調後會產生的**「腦霧現象」（Brain Fog）**；從最基本的日常做起，讓大腦原力及時覺醒。透過消除腦霧，提升工作、生活、人際關係的品質，也同時預防未來失智的可能，一舉數得！

這本腦霧書的定位，我希望是一本八至八十歲的朋友都能受用，而且能簡單上手的大腦調校自救書，而不是一本教科書。我從神經科專科醫師的養成，一路至腦科學博士學程的訓練，閱讀了大量醫學文獻，自己執行過醫學研究計畫，也編寫過許多研究論文，因此我深知，有價值的醫學知識，在沒有經過潤飾的情況下，要能被急需這些醫療內容的大眾所理解，是有些困難的，所以在撰寫過程，我十分小心地避免艱澀難懂的專有名詞、數據和理論，而是大量使用故事、舉例、解說圖和照片，把有可能對你有意義的觀念和有價值的執行方法萃取出來。

我是一位臨床執業的神經科醫師，每天往返於診間的病人，包括頭痛、慢性疼痛、失眠、暈眩、憂鬱或焦慮、中風和失智的朋友，從長時間和大量的看診經驗中，我發現，健忘失神、思考混沌和身心倦怠的問題，在這樣的族群中頻繁易見。我理解到：「腦霧」、「失眠」、「疼痛」、「情緒」這四者，幾乎就是鐵四角關係，彼此緊緊相扣。假設有任一點產生問題，其他三點就會像骨牌效應一樣，接續受到牽連。所以我也認為，要讓某個問題好轉，譬如，要讓腦霧消除，絕對不能忽視睡眠、疼痛、情緒所一起造成的影響；如果可以，必須一起調理，身心才能有效進步。大腦、腸道和腸道菌之間彼此有著大量交互影響，互相決定了對方的健康，這也是為什麼，當我們希望能預防腦霧和提升腦原力時，一定不能忽略了這個整合關係，就是「腦—腸」連結的健康和調理。在書中，我會一一闡述和分享，**「腦霧」**、**「失眠」**、**「疼痛」**、**「情緒」**、**「飲食和腸道」**這五者其中的連結！從臨床經驗和科學研究這二個面向，用最簡單易懂的文字和圖像，帶你了解這些概念之間的奧秘，並且把最實際和可用的調理方法分享給你，每一項都是能從每一天的日常生活中實踐的練習，不用吃藥看醫生，大腦的保養從當下這一刻就能靠自己做起。

我和「神經很有事」團隊，秉持著「為病人和彼此創造幸福感」和「Be better」的信念，希望做醫學知識普及的內容服務者。我們希望透過更生動、親切的方式，利用文字、影像、演講、音頻廣播等等媒介，將有用的身心健康價值傳遞給更多需要的人，而這本書，就是這個願景中重要的觸角。

在你閱讀本書的當下，我們已經正在為自己的大腦，醞釀和儲備面向未來的本錢——儲存腦本。醫學，不是診間的特權，腦科學也不是只有學者能懂，只要你願意讓這本書的內容走進你的生活，你也可以變成最強腦科學的推廣員。跟著我的步伐一起了解更多睡眠訣竅、對抗疼痛的秘訣、調理情緒和腸道功能的竅門，讓這本書成為你重要的人生基石，一起享受大腦原力帶給我們的人生長尾效應。

「願腦原力與你同在」May the Brain Force be with you！

祝福你 和 你的大腦！

目錄

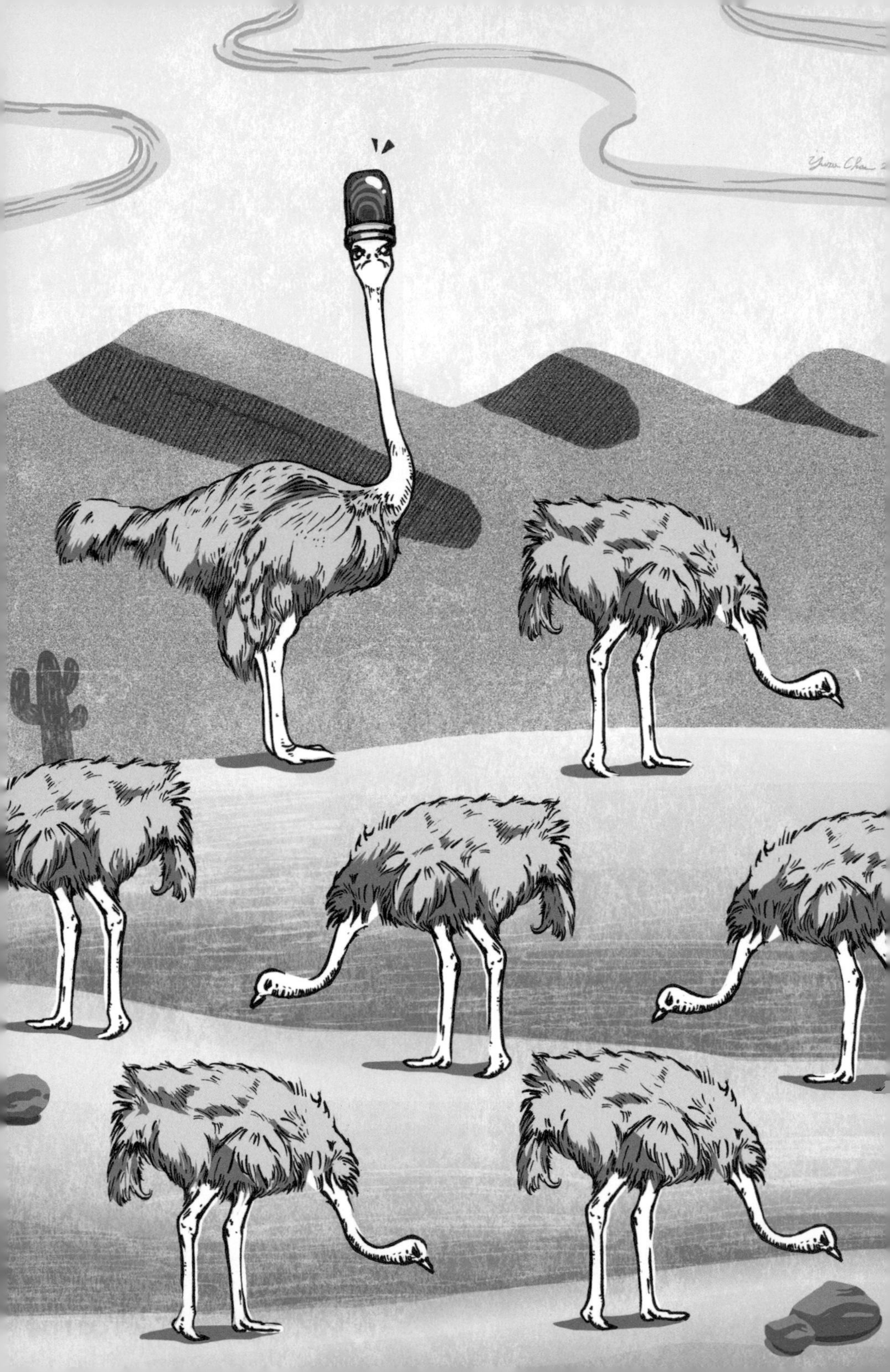

Chapter 1

我腦霧了嗎？一起自我檢測！

❶

腦霧迷思和釋疑！

自從「腦霧」的困擾開始被全球關注，臨床上也有愈來愈多人受到思緒遲鈍、身心倦怠之苦，便有許多新聞和媒體針對腦霧發表文章或影片，但某些標題和內容在沒有陳述清楚的狀況下，造成社會大眾許多誤解和恐慌，因此我首先針對幾項迷思，作一些解說，希望我們都能開始正確理解「腦霧」：

▼腦霧是醫學診斷嗎？

「腦霧」是描述一群綜合症狀的表現，並不是一個診斷。有許多疾病都會出現健忘失神、倦怠渙散的腦霧「症狀」，因此它是一種身體的警訊，**重點是認識導致腦霧的原因：包括感染新冠肺炎之後、長期失眠、慢性發炎、疼痛、憂鬱或焦慮，或是歷經更年期、腸胃道疾病、免疫疾病等的人**，都有可能出現腦霧現象。在書中〈腦霧從哪裡來？又要從何去？〉篇章，我分享了容易導致腦霧的疾病，更清楚地說明疾病和症狀之間的關係。

▼腦霧會直接造成失智嗎？

出現腦霧就會失智嗎？當然不一定會，**腦霧不是致病原因，出現腦霧症狀是一種結果的呈現、是身體給的警訊**。因此我們更要關注的是：「為什麼我會開始腦霧了？」**這意味著我們已經讓大腦處在某種威脅中，或是慢性疾病、發炎感染、疼痛，或是飲食失調、情緒疾患、睡眠或日夜節律紊亂等等**，若完全不理會，讓神經系統持續受到這些傷害，才是讓自己暴露在腦退化的風險中！在書中〈對抗腦霧—就是為預防失智來儲存腦本〉和〈破解腦迷思：腦霧和失智症大PK〉章節，我清楚地釐清了腦霧和失智的差異和關聯。

▼新冠腦霧是什麼？

這是病人在罹患新冠肺炎之後，可能產生**「新冠長期症狀」**或**「新冠後遺症」（Long COVID）**的症狀表現之一，《科學》（Science）和《刺胳針神經學》（Lancet Neurology）期刊也對此發表論文來闡釋**「新冠肺炎感染相關的神經學異常」**，我們在書中一起來了解，病毒可能是透過哪些機轉來傷害腦神經系統？而什麼又是神經性發炎？

▼腦霧一定會導致永久腦損傷嗎？

不，腦霧當然有可逆機會！這是我撰寫這本書最重要的立基，整本書的主軸就在，把能「改善腦霧」的重要觀點分享給大家。腦霧和失智症最不一樣的地方在於：它是一種功能性失調，大腦尚未產生嚴重結構性損傷，透過關注自身疾病、睡眠、生活、飲食等調理，我們很有可能會痊癒！在書中結合〈睡眠的大腦療癒力〉、〈舒緩神經性發炎和疼痛〉、〈改善情緒和腸道對大腦的影響〉、〈具體消除腦霧的生活計畫〉等等重要篇章，我分享了具體改善腦霧的方法和策略。

2

腦霧：「大腦三原力」的失調現象

在《星際大戰》系列電影中，「原力」貫穿整部電影，它是這樣被描述的：「原力——是給予絕地武士的力量，是所有生物共同創造出來的一種能量場，圍繞在我們的身邊，並且滲透到我們體內。」電影中的主角時常利用原力給予他們各種能力來應付難關。

「大腦三原力」——好的專注力、記憶力和思考理解力，是我們腦神經系統健康運作下，自然會產生的三種扎實基本能力，能夠幫助我們進行感知、覺察、推理、判斷和決策，是我們想要平順生活，和追求任何夢想的一切根本和基石。（圖一）

大家可以和我一起想像一個情境——迷霧的大腦森林，當我們走入一個濃霧瀰漫的森林，這時我們看不見前方的路，回頭也望不著我們是從哪個地方來的，這種失去定向感的狀態會讓我們處在混沌之中，搞不清接下來該往哪裡去，就算我們試圖集中精神，使盡全力，但由於身處在濃霧之中，也只是心有餘而力不足了。

腦霧現象（Brain Fog），Brain指的是我們的「腦」，Fog就是「濃霧」的意思，是「大腦三原力」產生失調、退化的症狀表現。

如果這樣子的濃霧，是發生在我們的大腦之中，大家可以想像，我們

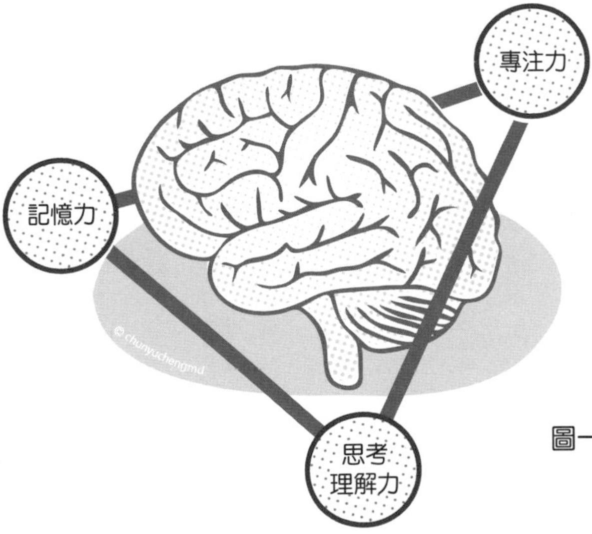

圖一 大腦三原力

的大腦和心智狀態，便會處於混沌昏沉之中，整天失神又健忘的，就像我們形容一個人突然「斷片」一樣，我們會想不起來剛剛說過的話？或是一下子記不起來原本到房間要拿什麼東西？忘記打開網頁要查什麼？這通電話原本要說的是什麼？工作和生活效率變得很差，整天處在腦當機中，腦袋總感覺昏昏沉沉的。

失神又健忘？你也腦霧了嗎？

腦霧，是「大腦三原力」失調的綜合型症狀表現。所謂症狀（Symptoms）指的是——當我們的生理或心理系統失調之後，身心所產生的各種異常表現。「綜合型」症狀，指的是腦霧現象不只會有單一異常表現，它可能會合併許多面向的失調，譬如專注、記憶、思考理解力這三種面向的失調，各個表現出來的問題會不盡相同，卻時常合併，共同地發生。

圖二 腦霧的六大核心症狀

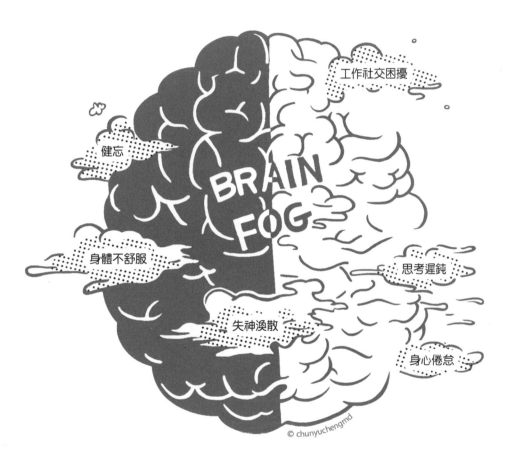

出現腦霧現象時，多半會失去原有專注力，工作和生活無法集中精神，三十分鐘可以完成的事，現在一小時可能也做得事倍功半；記憶力開始下降，生活上的事，轉頭之後立馬忘記就算了，連重要的事，也開始丟三落四；思考理解力也會接著失準，該和哪家廠商合作？客戶的要求該不該退讓？小孩該上哪個才藝班？就算每天早上睡醒，還是身心昏沉疲勞，整天提不起勁，腦子總是不清爽，時常重重昏昏的。

> 腦霧病人曾這樣形容自己：「就像車子打到空檔，怎麼使盡力氣狂踩油門，腦袋就是動不了，好像腦子裡有什麼零件壞掉了！」

時間一久，許多合併的問題就會一一浮現，譬如頭昏或走路不穩，或是一靜下來，就聽到耳朵裡甚至是腦中開始出現奇奇怪怪的聲音，或是高頻的「唧唧」鳴叫聲，也或是「轟隆、轟隆」的血流心跳聲；老是覺得一顆頭二個重，脹痛得好像缺氧，還是血液流不通，時常頭重腳輕、眼花花視茫茫，這些都是腦霧可能會發生的異常症狀！（圖二）

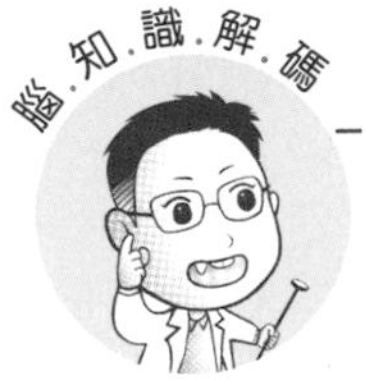

腦霧的核心症狀：失調的大腦三原力

- **失神**→專注力渙散：平時拿手熟練的事，需要花更多時間去完成，常常無法集中精神做該做的事。
- **健忘**→記憶力下降：別人交代的事，丟三落四，常常找不到經常需要使用的東西（手機、錢包、鑰匙……）。
- **遲鈍**→思考理解力退化：和別人溝通時，無法精準表達，也無法順利理解他人，思緒緩慢、混沌，要做決定時，覺得困難。
- **倦怠**→身心昏沉疲勞：覺得身體疲勞，怎麼睡都睡不飽，日常生活變得提不起勁，興致缺缺。
- **覺得身體不舒服**，包含任何一項：頭痛、頭暈、視力模糊、耳鳴、腦鳴、頭脹，或頭重腳輕。
- 因為上述所提到的問題，已經造成您在工作上，或日常生活中，或和他人相處時的困擾。

3

腦霧量表──檢測你的大腦迷霧指數

如果你不確定自己到底有沒有腦霧現象，有點擔心的話，這裡有一個為大家準備的「腦霧自我快篩量表」，只要花五分鐘，可以初步幫助你了解自己的大腦迷霧指數，確認大腦三原力的健康狀態。

先依照量表裡的十個小問題，依序回想過去一個月中，發生這些現象的頻率有多高，然後按照每個現象發生的多寡，替自己打分數，再把十個小分數加總起來，得到你最終的大腦迷霧指數，越高分，就代表「大腦三原力」的健康度越薄弱。之後就可以對照著參考建議，了解自己的腦霧狀態，並且知道該怎麼辦。

腦霧現象可以分成四個階段：

- **健康腦：**如果你的迷霧指數在5分以內，表示你目前還擁有一顆年輕的大腦，和穩固的大腦三原力。這本書的內容，可以幫助你了解更多腦霧資訊，我強烈地鼓勵你可以將你的健康經驗分享給身邊的人，利用活化大腦的重要觀念，幫助他們對抗腦霧，讓大家活得跟你一樣健康。
- **微腦霧：**如果你得到大於6分的迷霧指數，表示你似乎已經開始出現輕微的腦霧現象了！這個時候，我建議你即刻開始關注自己的大腦三原力，在身心陷入失衡之前，你仍然有機會藉由書中的線索，好好修復和活化大腦的功能。
- **明顯腦霧：**如果你的迷霧指數已經高於15分，代表你的腦霧現象十分明顯了！由於身心失調的狀況可能已經讓你感覺不舒服，趕緊利用迷霧線索，升級你的大腦迷霧地圖，好好自我修復失調的大腦三原力！
- **重度腦霧：**你的迷霧指數已經超越23分了嗎？這代表你應該被混沌的

大腦迷霧現象困擾許久了。腦霧的症狀可能已經影響了你的生活、工作或社交，一起根據書中的腦霧線索，好好調理自己的身心狀態、生活、睡眠和飲食狀況，並在需要的時候，勇敢尋求專業醫師的診斷和治療，一起逆轉腦霧，找回大腦三原力！

腦霧自我快篩量表

在過去一個月，您會出現以下任何一個現象嗎？

幾乎沒有（每月不到1天）▼0分

有時候（每月有幾天）▼1分

經常（每月有一半以上的時間）▼2分

總是（幾乎天天）▼3分

檢測腦霧程度

☐	❶ 平時拿手熟練的事，需要花更多時間去完成，還不見得做得好。
☐	❷ 覺得靜不下來或煩躁不安，無法集中精神做該做的事。
☐	❸ 別人交代的事，轉頭就忘，或是，有件事要告訴某人，可是一看見他，就全忘了。
☐	❹ 找不到經常需要使用的東西（手機、錢包、鑰匙……）。
☐	❺ 和別人溝通時，無法精準表達意思，搞不清楚自己想說些什麼，也無法順利理解他人的意思。
☐	❻ 生活或工作上，需要動腦思考時，想不出好點子，思緒緩慢、混沌，要做決定時，覺得困難。
☐	❼ 覺得身體疲勞，怎麼睡都睡不飽，頭腦暈暈重重，很不清爽。
☐	❽ 日常生活變得提不起勁，興致缺缺，要打起精神做該做的事，感覺很辛苦。
☐	❾ 覺得身體不舒服，包含任何一項：頭痛、頭暈、視力模糊、耳鳴、腦鳴、頭脹，或頭重腳輕。
☐	❿ 因為上述所提到的問題，已經造成您在工作上，或日常生活中，或和他人相處時的困擾。

總分

迷霧大腦的建議處方

0～5分 健康腦	**你擁有一顆健康年輕的大腦！** **該怎麼做：**了解更多的腦霧資訊，把你的健康經驗分享給身邊的人，利用活化大腦三原力的重要觀念，幫助他們對抗腦霧，活得跟你一樣健康。
6～14分 微腦霧	**你似乎已經開始出現輕微腦霧現象了！** **該怎麼做：**即刻開始關注自己的腦霧現象，在身心陷入失衡之前，你仍然有機會藉由書中的線索，好好修復和活化大腦三原力。
15～22分 明顯腦霧	**你的腦霧現象十分明顯喔！** **該怎麼做：**由於身心失調的狀況，可能已經讓你感覺不舒服，趕緊利用迷霧線索，升級你的大腦迷霧地圖，好好自我修復失調的大腦三原力。
23～30分 重度腦霧	**你應該被混沌的大腦迷霧現象困擾許久了！** **該怎麼做：**腦霧的症狀可能已經影響你的生活、工作或社交了，一起根據書中的腦霧線索，好好調理自己的身心狀態、生活、睡眠和飲食狀況，並在需要的時候，勇敢尋求專業醫師的診斷和治療，一起逆轉腦霧，找回大腦三原力。

鄭醫師的重要提醒：這個量表只是一個輔助參考的篩檢，它不是專業的診斷工具，也不代表你一定就有任何的疾病，如果懷疑有腦霧現象，還是要依照書中提供的線索，好好調理自己的身心狀態，並在需要的時候，勇敢尋求專業醫師的診斷和治療，一起積極修復腦霧！

4

腦霧居然會失能?! 八至八十歲都要小心

為什麼腦霧現象這麼地重要，十分需要大家關注，開門見山地說，因為腦霧問題放任著不處理，的確會導致「失能」的！

大家這時候要舉手反駁我了，失能！這嚇誰的呀？哪有這麼嚴重？

工作、家庭、社交的失能人生

失能，想像起來感覺很可怕，以為是不能說話了，或需要臥床無法自在行動，在一般的理解裡，會將失能與重病畫上等號。但試想，當我們喪失了穩固的大腦原力，專注、記憶、思考理解力下降，我們的工作、家庭和社交生活都會受到不少影響，難道不就是失能了嗎？

● **工作面向：**在開會的時候，沒有辦法很好地向上司、同事或下屬表達自己的想法，因為無法好好地溝通，可能就錯失了一個大案子，平常可以發揮的工作能力，因為處於腦霧中，反而施展不開。

● **家庭面向：**又或者，無法在家中，扮演好做父母或是子女的角色，我的病人中，特別是腦霧媽媽們，常常因為昏沉疲倦，容易急躁、發怒，不但無法關照最親的家人，甚至會因為自己的腦霧現象，沒有耐心地對待孩子，失去照顧家人的能力，為此自責不已，而在我的診間落淚，她們希望腦霧趕快好起來，最盼望的，就是能夠重新好好地跟孩子相處，重新建立健康親密的親子和伴侶關係。

● **社交面向：**因為頭昏腦脹、提不起勁，變得社交退縮，朋友相約吃大餐、逛街，這些本來對你來說，有趣而且嚮往的活動，卻開始避而不見，常常失約，宅在家中，久而久之，朋友也不相約了，常常孤單、寂寞、覺得冷，這可不就是失能了嗎？

你的夢想還得要你的大腦撐啊！失去了大腦三原力，這時候任憑你空有雄心壯志，想要在各種關係中，達到許多理想的目標，又或者追求夢想，拚勁有十分，體力大概只剩六分，腦力就只剩下屈指可數的兩分，失神、健忘纏身，只怕久而久之落入「失能人生」，有一種「被自己氣死，還無法揍自己」的鬱悶啊！

拒學、憂鬱失眠，我的腦霧小病人！

大家別以為腦霧，是中老年人的專利，這可是八至八十歲都要小心的問題！我的臨床病人中，就有許多深受腦霧之苦的小病人，他們也才國小、國中、高中的年紀，卻產生了三原力——專注力、記憶力和思考理解力下降的問題。

這些孩子往往都合併有**日夜節律混亂**的問題。晚上無法準時入睡，早上很容易賴床，一起床就覺得身體不舒服，頭昏腦脹；勉強去了學校，也無法好好專心地上課和考試，所以通常學業成績直直落，爸爸媽媽常常覺得，心有餘力不足；明明乖巧聰明的孩子，以往，都是班上老師眼中的好學生，現在為何成了問題人物？

在學業上，因為大腦三原力下滑，當然成績表現就會不佳，沒有正向的回饋，往往到最後，孩子很容易失去自信心，開始心生逃避上學的念頭，而被當作「拒學」的小孩，但往往這個心路歷程，只有和他們詳談之後才能理解，他們不是不願意去上學，是上學這件事，帶給他們太多壓力，和負面的經驗！

甚至因為頭痛、頭暈和睡不好，連準時起床或規律上學這些基本要求，都成為難事，因此被同學、老師當作異類，我有一些腦霧小病人，還因此在學校被霸凌，就算爸、媽急得跳腳也沒用，搞到最後缺曠連連，別說讀好書了，連要完成學業，順利畢業都有困難，那這肯定就是失能了。

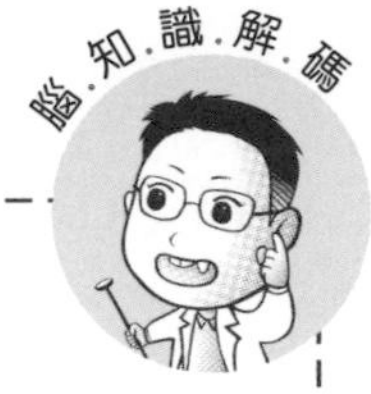

什麼是「失能」？

根據世界衛生組織（WHO）的定義，「**失能 Disabilities**」，又可以稱「殘疾」，是一個十分重要的指標，可以作為評定身心健康狀態的標準之一。失能不僅僅只是代表，我們的身體器官產生損傷，假設我們因為某些身心失調的狀況，無法好好地進行日常生活或工作；又或者，在人與人的互動交流中，產生問題而受限，都是一種失能！因此，失能，不僅僅是一個健康問題，這是一個複雜的現象！反映了一個人的身體狀態，與他的生活、社交狀態。在世界衛生組織的調查研究中發現，失能的人，比較可能因為經濟狀況和社會排斥，而經歷更艱難的身心挑戰，並且還更容易得到續發性的疾病，譬如多重的感染症等等。

我們常說平安無事就是好事，腦霧雖然不是重大疾病，一旦發生了，不去關注和解決，拖著拖著，終究，會默默影響我們日常生活的點點滴滴，這時可就無法安安穩穩地生活。也因此，腦霧如此常見，卻也真是我們不可忽視，必定要下工夫去擺脫的問題。

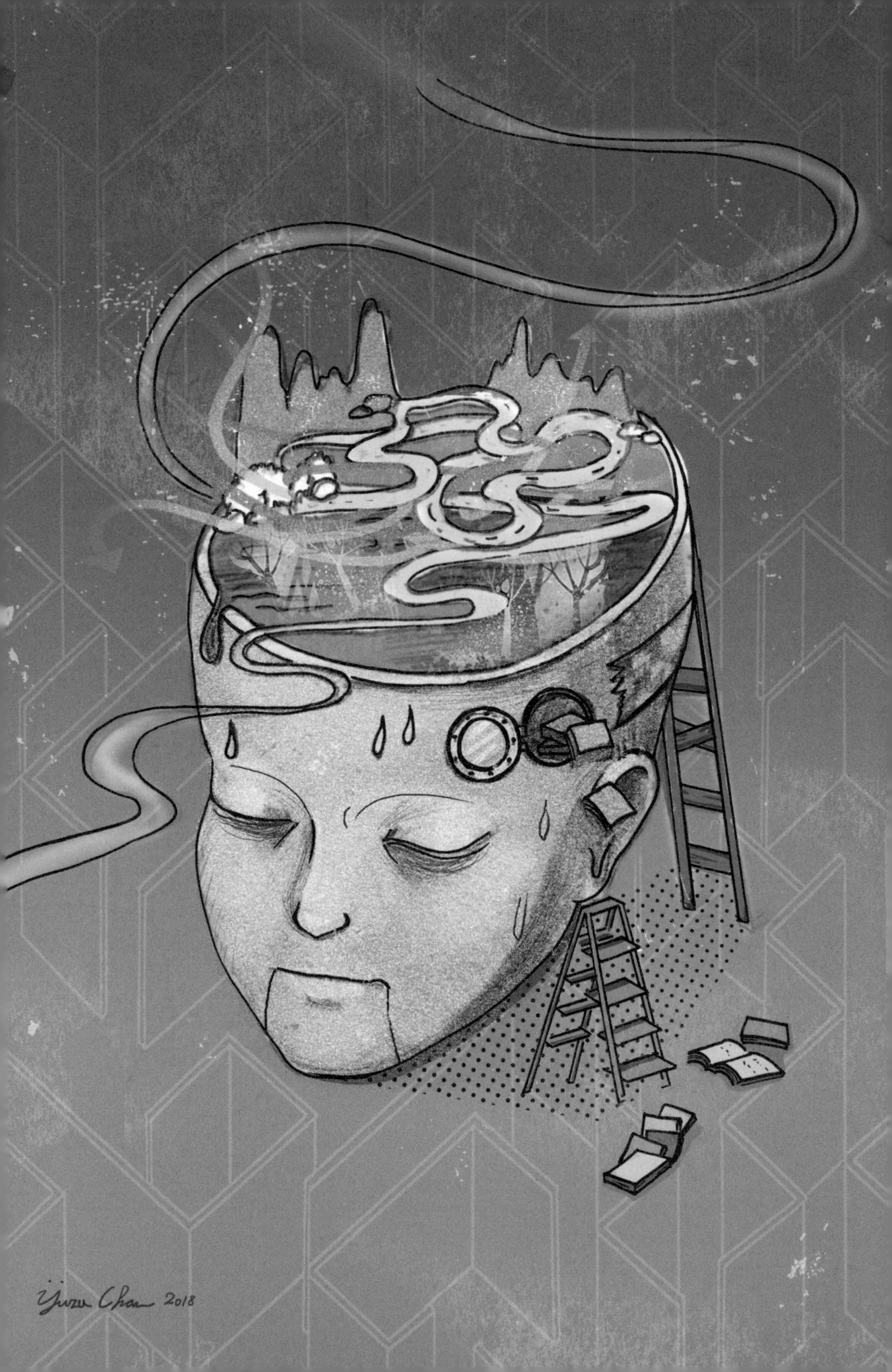

Chapter 2 新冠腦霧症候群

5 新冠病毒感染也有後遺症！

新型冠狀病毒（SARS-CoV-2）的疫情重創整個地球，自二〇一九年開始，超過五百萬人口因為嚴重特殊傳染性肺炎（COVID-19）失去了生命，時至今日、進入後疫情時代，病毒似乎沒有那麼令人害怕，變種病毒的致死和重症率，已不像以往高居不下，但病毒陸續產生多元的變異，傳播率卻大大增加，病毒就像是有著思考能力一般、變得愈來愈聰明，它知道不該讓它的宿主，也就是人類死亡，這樣便可以增加繼續散播的機會，但卻好像有心機似地讓我們產生長期的麻煩，造成令人擔憂的**「新冠長期症狀」或稱「新冠後遺症」（Long COVID syndrome）**，這個現象引起全球關注，重要且頗具聲望的《科學》（Science）、《自然——醫學》（Nature Medicine）、《刺胳針》（Lancet）、《美國醫學會雜誌》發行之JAMA Network Open期刊，也都紛紛對此議題發表了論文來闡釋和討論。

「新冠長期症狀」會疲倦、腦霧、失眠！

「新冠長期症狀」有多常發生？發表在《刺胳針》重要醫學期刊統計將近二千人的研究發現，感染新冠肺炎後，有七成的病人至少出現了一項新冠長期症狀。加拿大科學家也發現在罹病十二周後，三人之中還有一人持續受到疲勞所苦，試想都從肺炎感染中痊癒了，居然在三個月後還拖著惱人的疲倦感，這對生活真的很干擾。**蒐集統整了將近六十個研究結果的統合分析，也顯示在罹病半年後，仍有將近五成的病人，會持續受到新冠長期症狀的影響**，當然這不一定單獨由病毒本身引起，也可能包含經歷疫情的壓力或創傷的影響，我們的身心陸續會出現多樣變化，時常長達數周，有些症狀甚至會持續數個月。

「新冠長期症狀」或稱「新冠後遺症」到底是什麼？這通常是在感染後三個月內會發生的症狀群，時常會持續兩個月以上，除了感染的事件以外、排除可能的診斷，沒有其他的情況能更好地解釋為什麼會出現這樣的身心失衡，主要症狀包括：

▼疲勞
▼腦霧（記憶、專注、思考理解力下降或辭不達意）
▼頭痛、頭暈或耳鳴
▼失眠、做惡夢
▼心悸、胸悶或胸痛
▼慢性咳嗽、呼吸不順或覺得喘
▼腹瀉、胃痛或食慾下降

▼肌肉疼痛、肢體痠痛或刺麻感
▼焦慮或憂鬱
▼味嗅覺失調
▼發燒或紅疹

新冠腦霧風險升高！

新冠腦霧是病人在罹患新冠肺炎之後，可能產生「新冠長期症狀」的表現之一。「我的免疫力不錯，就算感染也只是小感冒，應該不要緊吧？」應該不少人會這麼想對吧！但陸續已經有分析發現，即便感染時肺炎症狀不嚴重，後續還是有出現新冠腦霧的風險。大學醫療網絡（University Health Network）是加拿大頗富盛名的研究組織，**團隊統整了將近40多個研究結果，證實了在罹病至少三個月後，五人之中有一人仍持續受到認知功能退化的困擾**。

英國Zoe健康科技公司和倫敦國王學院（King's College London）為了蒐集新冠疫情的研究資料，設計了一款手機軟體（COVID Symptom Study），罹患新冠肺炎的病人可以自行回報出現的症狀，初步的結果顯示，感染Omicron變異株的病人大多為輕症，其中約有百分之二十五的病人回報自己陸續出現腦霧的症狀。西北大學醫療系統（Northwestern Medicine）也發現，新冠肺炎感染的病人，**最常出現的神經學異常表現，就是腦霧**，有八成的病人都出現了相關的困擾。

「腦霧」是描述一群綜合症狀的表現，並不是一個診斷，有許多疾病都會出現健忘失神、倦怠渙散的腦霧「症狀」，因此它是一種身體警訊，重點是認識導致腦霧的原因：包括感染新冠肺炎之後、長期失眠、慢性發炎、疼痛、憂鬱或焦慮，歷經更年期、腸胃道疾病、免疫疾病等的人，都有可能出現腦霧現象。

紐約西奈山醫療體系（Mount Sinai's Center）非常專注於新冠後遺症的復健和治療，他們很早便開始設立和營運臨床復健部門，專門幫助罹患新冠後遺症的病人恢復健康。二〇二二年一月所發表的研究中，團隊就發現在約莫一年的追蹤裡，**有高達六成的病人出現了腦霧現象，僅次於疲勞（有八成病人發生），後續仍舊全職工作的人，由原本的七成降至四成**。

大家還記得二〇〇二年，台灣也曾遭受嚴重急性呼吸道症候群SARS的侵襲嗎？科學家曾研究SARS的後遺症，發現和此次新冠病毒感染後的情形十分類似，有些病人罹患慢性疲勞和情緒精神疾患的狀況，甚至會長達三至四年之久！事實證明，在嚴重冠狀病毒感染後，產生的後遺症作用力，比我們想像中還要惱人，會大大影響生活品質，甚至導致工作和生活失能。

6

新冠病毒如何傷害大腦？該如何預防？

為了進一步瞭解新冠病毒是怎麼傷害我們的腦神經系統，全球的科學家正如火如荼地展開許多研究，透過直接蒐集病人的腦組織、腦脊髓液、腦部結構或功能影像、大型流行病學調查、感染新冠肺炎的實驗小鼠等，從各種角度著手，試圖去釐清新冠病毒傷害腦神經系統的路徑。但由於新冠病毒的疫情來得太急、太猛烈，在這個時間點仍有許多未知的領域及推論，需要更多、更大型的研究去證實。神經科學家和臨床醫師目前仍有一些比較明確的共識，讓我們一起來了解，病毒可能是如何透過哪些管道引起新冠腦霧？

病毒讓大腦產生「神經性發炎」

科學家取得新冠肺炎病人的大腦組織，發現新冠病毒感染會導致大腦產生「神經性發炎反應」（Neuroinflammation）；大腦中負責免疫功能的「微膠細胞」（Microglia）和「細胞毒性T淋巴細胞」（Cytotoxic T lymphocytes）大量活化；大腦皮質層中，負責記憶和邏輯推理等活動的神經元訊號傳遞明顯失衡。在感染新冠肺炎的小鼠實驗中發現，「記憶中樞—海馬迴」的「神經新生作用」也會受到抑制。而某些病理發現，就類似於我們在神經性退化疾病（如失智症）看到的現象。

科學家們將新冠肺炎病人的腦脊髓液抽出分析，在耶魯醫學院的研究發現，腦脊髓液中參與免疫反應的淋巴細胞和相關因子有異常表現，推測可能產生自體免疫反應。加州大學舊金山分校UCSF的研究團隊，在二〇二二年初發表研究結果，顯示罹病將近十個月後，出現認知功能障礙病人的腦脊髓液中，將近七成有免疫球蛋白（Oligoclonal banding）的異常表現。

許多證據和研究結果支持科學家推測，即便身體看似已從肺炎感染中痊癒，但神經性發炎持續影響著我們，新冠病毒傷害大腦的一種可能路徑是：

> 新冠病毒感染會造成全身性的發炎反應，而過程中調節免疫和發炎反應的細胞激素大量產生（Cytokine storm），進而讓許多原本被大腦堡壘，也就是「血—腦障壁」隔絕的有害物質流進大腦中，進一步地誘發大腦產生神經性的免疫反應和發炎反應（Neuroinflammation），造成大腦的傷害。

大腦的「神經性發炎」會導致神經退化性疾病，部份和「全身性發炎」—「微膠細胞過度活化」—「慢性大腦發炎」的惡性循環有關，這個機轉詳細的圖解和說明，我在書中第五章節〈舒緩神經性發炎、疼痛與腦霧〉，為大家做更清楚地闡述。

病毒會破壞腦血流循環

科學家發現新冠病毒會傷害血管的內皮細胞（Endothelial dysfunction），**造成血管壁發炎和血管彈性變差，這會造成重要器官產生微血管病變，也會使凝血功能異常、產生血栓的風險增加**。這個狀況如果發生在支援大腦的血流系統，後續便有可能造成梗塞型中風或是腦出血，也有可能因腦循環異常造成缺氧病變，這些過程都會讓腦細胞損傷，進一步使認知功能退化。

「創傷後壓力症候群」增加失智和腦霧風險

我們在經歷重大的生命威脅、創傷或霸凌等事件，譬如生離死別關頭、戰爭、情感創傷、病況危急、交通事故時，**不管是親身經驗**

或只是目擊這段創傷的旁觀者，都有可能產生「創傷後壓力症候群」（PTSD），我們時常會感到害怕、無助或恐慌，生活中常會難以入睡、易怒、注意力不集中。

自從新冠肺炎疫情爆發，你我不都是處在高度警戒和壓力中嗎？不管是害怕被感染，擔心防護裝備或疫苗資源不足，或是從新聞媒體中不斷目睹疫情起伏和死亡，因為疫情頓失工作或經濟來源，抑或是無法和家人團聚、必須保持社交距離或遭受隔離，甚至自己或家人親身經歷過罹病的生命威脅，這些種種都可能帶來強烈的孤立和焦慮感，造成我們身心遭受潛在卻又深層的創傷。

統合分析研究發現，比起沒有罹患過創傷後壓力症候群，曾經罹患創傷後壓力症候群的人，得到失智症的風險約有一點六倍。科學家普遍認為，新冠長期症狀和腦霧的發生，有部分也和疫情中引發的身心創傷十分相關。

長期處在創傷後壓力症候群或疫情中，會讓我們身體調節壓力的系統失調，也就是「下視丘—腦垂體—腎上腺系統」（Hypothalamic-Pituitary-Adrenal Axis）HPA軸的失衡。在日常生活中，身體會在集中精神、緊張或危急的時刻，自然啟動這個系統來應戰，但當這個壓力賀爾蒙系統長時間過度活化，甚至最終衰竭時，**調節我們生理時鐘、內分泌、免疫、消化、情緒系統的能力就會開始紊亂**，我們因而會出現慢性疲勞、腦霧、失眠、憂鬱或焦慮等等症狀，這同時也是科學家推測，創傷後壓力症候群會增加未來失智風險，很重要的原因之一。

如何對抗新冠腦霧和後遺症？

腦霧一定會導致永久腦損傷嗎？不，腦霧當然有可逆機會，它和失智最不一樣的地方在於，腦霧是一種功能性失調，大腦尚未產生嚴重結構性損傷，透過關注自身疾病、睡眠、生活、飲食等調理，我們很有可能會痊癒！

● **別感染還是王道：**

想要避免新冠腦霧或新冠長期症狀的干擾，最重要的當然是第一時間能避免自己感染新冠肺炎，雖然這有時並不由人，但老話一句，保持社交距離、避免群聚、戴口罩、勤洗手消毒，還是王道。

● **吃對就能保護大腦：**

研究發現，當我們本身患有糖尿病、高血壓、脫水現象或憂鬱、焦慮等情緒疾患時，都有可能累積得到新冠後遺症的風險。因此平日飲食上要**多吃「原型食物」、全穀類、優質蛋白質、深綠色蔬菜、「低GI飲食」，多喝水！食用富含Omega-3的植物油，少吃容易造成發炎反應的精緻碳水化合物、加工食品和甜食**；根據時令、季節，挑選當季、本土的食材，身體所攝取的養分和我們腸道中的菌落也能更均衡。**和疼痛、情緒及腦霧現象十分相關的血清素，製造和儲存都很依賴腸道細胞，我**

們常說腸道是身體的「第二個大腦」，腸道的健康與否，總是和我們大腦的健康狀態緊密相關。有關保護大腦的飲食策略，我在書中第六章〈改善情緒與腸道對大腦的影響〉、第七章〈具體消除腦霧的生活計畫〉，為大家更詳細說明！

● 改善神經性發炎不困難：

發表在《自然》（Nature）期刊的研究顯示，運動時增加的「聚集素蛋白」（Clusterin）能夠減緩神經性發炎，也能改善認知功能。別再把「運動很累」當作藉口了！韓國一個囊括六萬人的大型研究證實，**就算我們只進行低強度的運動，像是擁有規律散步的習慣，比起完全不動的人，未來罹患失智症的風險就能降低。**

當然如果能認真地騎單車15分鐘以上更好，讓運動強度增加到開始流汗、心跳加速、呼吸變喘的程度，我們身體中有許多代謝物濃度就會

開始改變，包括脂肪分解加速、胰島素抗性下降，規律進行有氧運動對控制體重、血糖和血壓都有很正面的效果。建議大家要定時進行有氧運動，像是每天快走或慢跑，騎單車或游泳也很好，就能產生保護大腦和身心的作用。

●還在猶豫打疫苗嗎？

二〇二二年一月份公布的兩個「初步」調查（在筆者撰寫文稿時，研究結果尚未經嚴謹同儕審查），以色列和英國科學家不約而同發現，完整接種過至少兩劑疫苗的人，儘管後來還是得到突破性感染，但產生新冠長期症狀的機會可能下降，就這點看來，接種疫苗的好處將來或許又多了一項！

● **提升大腦清潔力和正向力：**

「一夜好眠」可以幫你的遠比你想像地多，研究發現即便到了中年、約莫五十歲左右，**若是每天睡眠時長總是不足六小時，未來罹患失智症的風險就會提高**。在疫情爆發時，睡眠品質較差的人，產生創傷後壓力症候群的風險也相對較高。

因為充足和深層的睡眠能「鞏固記憶」，同時增加大腦廢物清除的能力（metabolite clearance of brain）；也能穩定低落憂鬱、焦躁的情緒；還能提升免疫力、降低發炎疼痛；改善內分泌和壓力賀爾蒙失調；穩定腦心血管功能，預防糖尿病、高血壓、中風、心臟病。良好的睡眠絕對是對抗新冠肺炎和腦霧的關鍵利器！如何睡好覺？我在《腦科學博士的高效入眠法》書中，和本書的第四章〈有效睡眠，喚醒大腦療癒力〉，分享了更詳盡的方法。

7

十二項因子為失智和腦霧提供保護傘！

重要的失智症預防指南在二〇二〇年更新（2020 report of the Lancet Commission），除了以往熟知的低教育程度、聽力退化、高血壓、肥胖、菸害、憂鬱症、缺乏社交、缺乏運動、糖尿病等風險因子，**在這次報告中更新增了三項失智風險，包括「過量飲酒」、「空氣汙染」和「創傷性腦損傷」**。

出現腦霧就一定會失智嗎？當然不一定，腦霧不是致病原因，出現腦霧症狀是一種結果的呈現、是身體給的警訊。因此我們更要關注的是「為什麼我會開始腦霧了？」這意味著我們已經讓大腦處在某種威脅中，若完全不理會這些危險因子，讓神經系統持續受到傷害，才是讓自己暴露在腦退化的風險中！

好好關注和避免這十二項失智高風險因子，就能預防或延緩自己未來罹患失智症，讓風險至少降低四成！當然這些因子也對腦霧的預防和改善十分重要！這裡我為大家整理幾項重要的生活指引：

避免寂寞感纏身

二〇二二年二月發表在《神經學》（Neurology）期刊的研究，分析約二千多人發現，比起不寂寞，**「感到寂寞」（Loneliness）的人，未來十年罹患失智症的風險約有一點五倍**。這讓我們瞭解，「寂寞」不只是一個感知而已，它和腦退化之間是具有相關性的。活躍和緊密的社交活動，對大腦具有保護作用，科學家發現每天和親朋好友進行有意義互動的人，未來罹患失智的風險降低；社交關係多元的人，也被發現總體的死亡率較低。

和他人互動的過程，會刺激和挑戰我們的思考，需要動腦和費心，也會逼迫大腦必須要永續地學習，讓腦細胞不斷活化、產生新的連結！只要把握一些小原則，在社交關係中，我們的大腦就會動起來！在書中〈你寂寞嗎？可能是腦霧和失智的前兆〉章節，我和大家更清楚說明寂寞如何傷腦？也分享我自己活絡社交的小技巧。

小酌無傷但千萬別過量

研究已經證實，**每周喝酒超過兩瓶葡萄酒的酒精量（約莫相當於二十一個酒精單位，Alcohol units），就有可能增加失智的風險**。根據台灣國民健康署的建議，我們成人每日飲酒量，也要控制在不超過一罐啤酒（或相當於二十克酒精量）為原則。

吸入肺裡的毒會傷腦

美國一項含括二千四百萬人的大型研究分析，在平均七年的追蹤裡，約有二百八十萬人最終罹患了失智症，**科學家在其中發現，暴露於環境高濃度的「細懸浮微粒」$PM_{2.5}$和「二氧化氮」NO_2，會增加失智風險，而且濃度越高、罹患失智的機會越大**。$PM_{2.5}$已經被世界衛生組織列為第一級致癌物，除此之外，「二氧化氮」也是台灣空氣汙染中十分有害的物質，通常來自交通或是工業燃燒時排放的廢氣，在交通繁忙的要道或路口，或是重工業區附近的濃度都較高，因此我們出外或通勤時，儘量要隨身佩戴能過濾廢氣等級的口罩作防護，擋病毒、也擋空汙，一舉數得。

若是居住在車流量大的馬路邊、或是工業區附近，居家要斟酌開窗的時間，儘量避免或是選在非通勤的尖峰時間。在長時間生活或工作的空間，尤其是每天要待上八小時睡眠的臥房，可以設置空氣清淨機或有過濾系統的換氣設備幫忙改善空氣品質。當然，**「菸害」的影響也十分大，直接吸進肺中的有害物質濃度高、種類也多**，所以自己不抽菸、也不要吸別人的二手菸，電子菸也已經被許多研究證實對身體依舊有傷害，能少則少。

森林浴能安撫大腦和自律神經

休假時記得留給自己到戶外走走的時間，接近大自然、享受森林浴，已經被研究證實可以平衡壓力賀爾蒙和自律神經系統，改善高血壓和心悸的現象，**也能降低反芻思考（Rumination），也就是鑽牛角尖的思緒，舒緩焦慮的程度，改善大腦認知功能**。讓自己保持在平靜自在的狀態，對身心就能提供很棒的防護力。

年紀大血壓就可以高？

為了保護腦神經系統，當年紀步入四十歲之後，反而更加不能鬆懈，控制收縮血壓低於一百三十毫米汞柱才安全，降血壓藥在此時是真正能幫助你預防腦血管病變和失智的良方。

保持耳聰目明

自步入社會工作時，就要開始注意噪音對聽力帶來的傷害，如果工作或生活場域持續有大量噪音，就要佩戴適當的防護裝備。當中老年開始出現重聽的現象，要積極接受檢查，需要時也不要猶豫地及早佩戴助聽器幫忙。

像士兵一般保護你的大腦

不管是工作或是平時的休閒運動，儘量避免頭部的外傷或頻繁撞擊，像是騎車通勤、拳擊、騎馬等等的活動，都要佩戴完整的防護裝備。曾有創傷性腦損傷的人，被證實更容易得到失智症，對腦部退化來說是一種潛在的危險因子，一定要小心！

重視「腦—腸連結」！不要輕忽每天吃什麼

飲食會改變血糖、血壓跟體重，也會對大腦產生決定性的影響。特別注意要少吃加工品和甜食，多吃食物原型和多喝水！抗氧化的「地中海飲食」被證實能預防老化和失智，多吃深綠色蔬菜和水果，食用富含Omega-3的植物油，和每天一小把的堅果，也別忘了採用低GI飲食法，這些飲食原則都能為大腦提供保護作用。研究「腦—腸連結」的先驅專家—艾莫隆．邁爾醫師（Emeran Mayer）就認為，**大腦、腸道和腸道菌之間彼此有著大量的交互影響，在我們的人體中互相決定了對方的健康狀態，與其草率地填飽肚子，不如好好讓自己吃上健康均衡的一餐，質重於量，吃得飽不如吃得巧**。如何好好吃？我在書中第六章〈改善情緒與腸道對大腦的影響〉、第七章〈具體消除腦霧的生活計畫〉，為大家提供具體的護腦飲食策略！

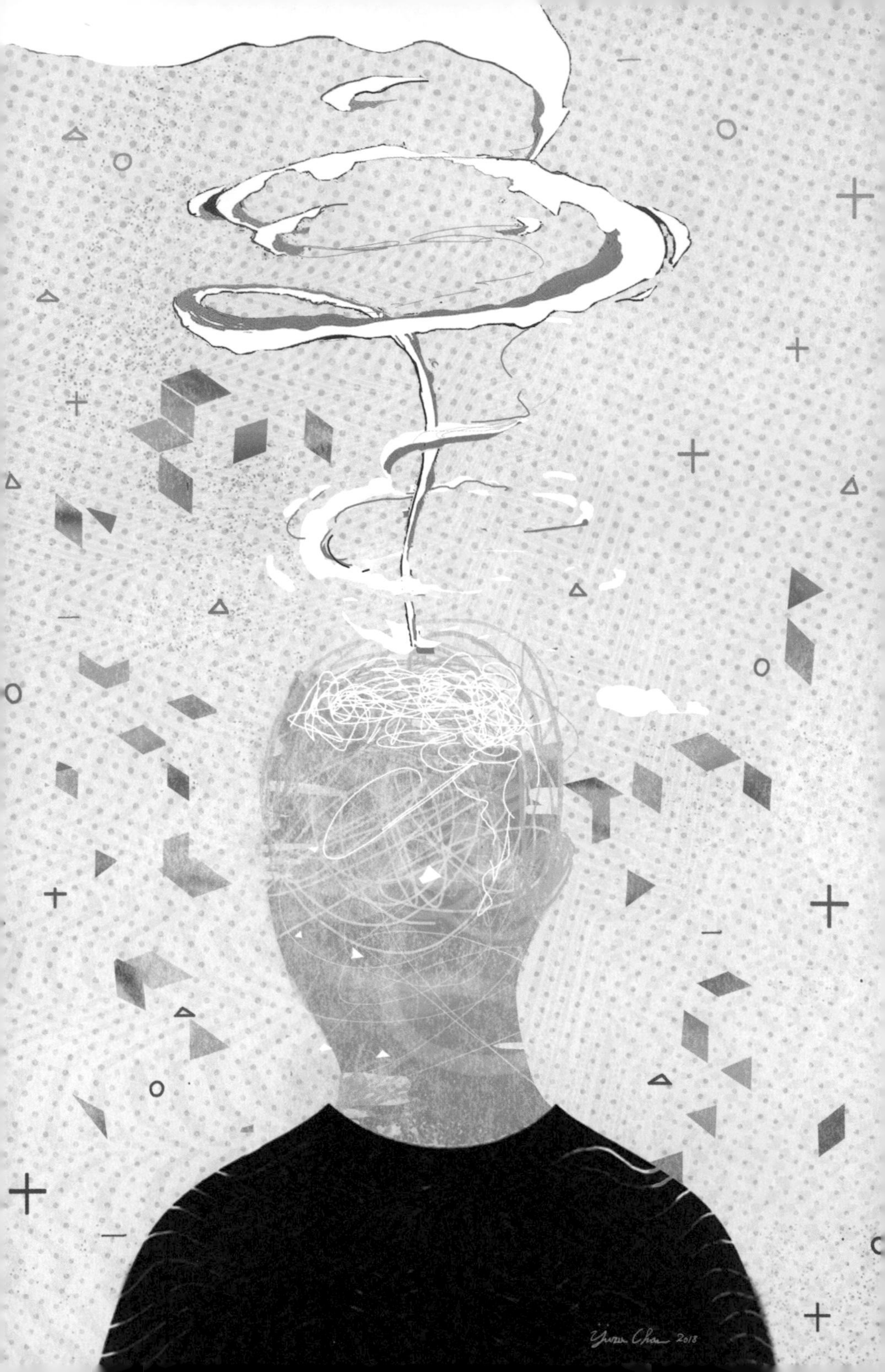

Chapter 3

搶救腦霧，讓大腦原力覺醒！

8 腦霧從哪裡來？又要從何去？

容易產生腦霧的地雷疾病

腦霧不是單一的疾病，它是一個綜合的症狀表現。這個腦子混沌的狀態是許多疾病都可能出現的症狀之一（圖三），在我的臨床經驗中，可能出現在下面的這些情況：

- **新冠病毒感染後**。可能出現「新冠長期症狀」的表現之一。
- **長期失眠的人**。總是難以入睡，或是睡著之後容易淺眠，包括整晚多夢或頻尿，或是一大早天未亮就早醒睜眼等待的人。
- **有慢性疼痛問題的人**。除了常見的頭痛，或是肩頸、腰背痠痛，包括慢性關節炎、病毒感染後的神經痛，或是纖維肌痛症，慢性疲勞症候群的人。

- **有情緒問題**。譬如：憂鬱、焦慮或恐慌的人。
- **有反覆、慢性頭暈或暈眩症的人**。
- **有賀爾蒙退化或缺乏的問題**。處於更年期或內分泌失調的人，或是經前症候群的女性朋友。
- **有腸胃道消化、吸收不良或蠕動異常的人**。譬如腸躁症，時常腹瀉、拉肚子，或是有經常性便祕、脹氣的

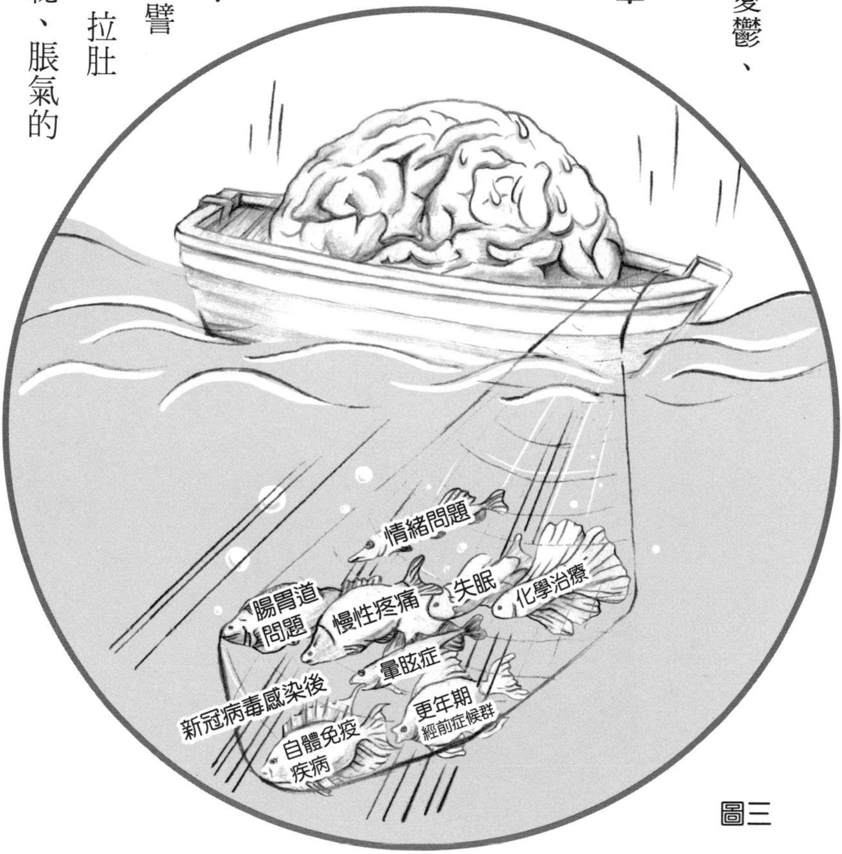
情緒問題
腸胃道問題
慢性疼痛
失眠
化學治療
暈眩症
新冠病毒感染後
更年期
經前症候群
自體免疫疾病

圖三

問題。腦霧也被發現和腸道菌落生態失衡有關。

- 也有可能出現在**癌症相關的化學治療之後**。
- 比較少見但也會出現在一些患有**自體免疫疾病的人**，譬如有反覆、慢性過敏、紅斑性狼瘡或是多發性硬化症的人。

要救「腦霧」，一定要從療癒身心失調開始！

很多朋友會說，我以前從來沒有記憶力的問題呀，思考一向都是很敏捷的，為什麼「突然之間」就變成這樣，但其實，冰凍三尺絕非一日之寒呀！

到目前為止，科學家雖然並沒有辦法非常清楚地釐清，到底腦霧現象背後確實的病生理機轉是什麼，但這個現象必定是**多重因素**，而且跟整個**身體和心理系統**的失調密切相關，通常也是積累了好一段時間之後所導致的。

當身心合併出現許多弱點，而且積累了好一段時間，腦霧就會像溢出杯子的水，一發不可收拾。所以多半在出現腦霧之前，我們的身體，就已經承受了好一段時間的身心威脅，就像杯子裡的水一樣，你不顧一切地一直傾注，到最後，水終究會溢出杯體所能承受的容量之外。這也是為什麼，之前從不會腦霧，現在卻產生了腦霧，而且揮之不去的道理了。

▼氧化壓力

造成腦霧的原因，可能跟氧化壓力（Oxidative stress）有關，那是當**自由基（Free radicals）**過量，自由基會攻擊細胞內的重要成分，造成細胞的重要結構受損，譬如說，幫助我們產生能量的粒線體，這些細胞內的重要組成，都是大腦三原力要正常運作，要幫助你鞏固記憶、專注及活化思考，其間很重要的必備元素。（在第二一八頁將詳細說明，自由基是怎麼樣傷害著我們的身體組織？）

當身體處在慢性發炎、疼痛或免疫的失調狀況中，或是處在高張的情緒、精神壓力下，還有長期睡眠障礙、生理時鐘紊亂時，自由基的產生便會加速。

▼腦部代謝物清除程序

大腦被過量自由基和外來毒素攻擊，產生**神經性發炎**（Neuro-inflammation）時，大腦的自我療癒機制就會啟動，這十分仰賴「**睡眠**」當中活躍的「腦部代謝物清除程序」（Metabolite clearance of brain），進一步將腦組織中的毒素及廢物有效地代謝，透過循環系統排出。所以，長期睡眠障礙，也是使這些有害物質長期堆積，最終導致腦霧的關鍵原因之一。因此，我在本書的第四章，會仔細地把睡眠的影響力，還有如何好眠的技巧分享給你。

▼慢性發炎反應

腦霧也可能和身體的慢性發炎反應有關！這個過程中所釋放出來的神經毒素（Neurotoxin）和細胞激素（Cytokines），會間接循環至大腦，使得大腦的運作受到損傷，也產生神經性發炎。發炎反應最大的表徵，就是身體各處會產生**疼痛**，也因此，在本書的第五章，我將會把療癒疼痛和發炎的方法分享給你。

▼腦—腸連結

科學研究已經明確地指出「腦—腸連結」（Brain-gut connection）的強烈關係，腸胃道的健康狀態，決定性地影響了我們的免疫調節，也會導致大腦屏蔽有害物質的功能被間接破壞，正也因為如此，如何透過生活和飲食好好照顧我們的消化道健康，以及強化、修補腦力，也是我在本書的第六、七章，想跟你分享的重要內容。

▼血清素和多巴胺系統

長期處於精神緊繃、憂鬱和高張的壓力之下，也和腦霧有關！這會影響我們大腦中血清素（Serotonin）和多巴胺（Dopamine）系統的穩定性。這兩個系統的失衡，會導致我們身心失去活力、情緒不穩，容易低落焦躁、精神無法集中，大腦大當機。因此，我會不斷強調舒腦放鬆的重要性，和你可以練習放鬆的有效方法。

腦霧——疾病是否需要治療的重要指標！

腦霧現象的出現與否，常是我決定一個疾病，是不是到達需要介入性治療的重要依據！譬如說，失眠，誰都有睡不好的時候吧？就拿我來說吧，當初決定要開始籌畫這本書的出版之時，也是激動和焦慮得好幾天睡不好呢！

有些人天生短眠，有些人需要長時間的休息，各因體質而異，所以，到底「睡不好」什麼時候是需要擔心的呢？我常常會主動問病人，那你白天的記憶和專注力有影響嗎？是不是常常健忘、失神或遲鈍呢？

就拿這個「腦霧現象」來當作參考點，如果你的失眠已經頻繁或嚴重到影響了思考和心智功能，使得你出現了腦霧現象，甚至導致了生活、工作或社交的失能和受限，那這個時候，任何疾病或症狀，接受治療的CP值，也就是效益比，就十分地高了！

9 腦霧有救嗎？重啟大腦的可塑性！

腦霧問題，大多時候是**功能性失調的症狀**。換句話說，經常不是因為結構上腦子真的長了什麼壞東西，而是像電腦跑慢當機了！不是因為零件缺損，是因為過熱，或是因為太久沒有重開機，而導致的現象，往往耐心調校後，就能回復正常運轉。

大腦三原力的運行，也像車子運行。車體的零組件都俱全了，但要跑得順、跑得快，一定不能加錯油、打錯檔，否則打到空檔，就算你猛力踩油門，車子還是空轉。真正來說，功能性失調的症狀，能夠好好儘早自我調節或是接受治療，才是重點！把大腦的功能調校好了，腦霧現象也才能有機會逆轉。

IQ不重要！好好活化大腦神經的可塑性

我們腦原力的表現好不好，很重要的判定基礎，是仰賴大腦神經細胞互相間的連結是否健康而定。當腦細胞之間的訊息傳遞十分靈活的時候，我們的專注、記憶和思考就能順利運轉，或許我們的智商生下來就大致被決定了，但後天的努力仍然可以改變大腦的靈活度，研究已經普遍證實了，**大腦的神經傳導功能和結構，是可以被改變的，是可以在日後繼續被形塑的，這就是神經系統的可塑性（Neural Plasticity）**。

我覺得十分重要的一個研究，就是觀察老鼠們學習新技能的狀況。科學家訓練老鼠一些簡單的任務，然後讓老鼠在當天練習，隔天再觀察老鼠們學習後的腦部狀況，比起另一組老鼠，其中有一組老鼠，腦中的神經元長出了更多新的**樹突（Dendrites）**——這些樹突就像細胞的手腳，是神經細胞互相傳遞訊息的重要管道。大家一定好奇，這組老鼠有什麼特別，為什麼腦中會發生這麼好的變化？

其實科學家在讓所有老鼠學習技能後，把老鼠分成了兩組，一組可以睡上七小時的覺，一組則不能睡覺，就是這群睡飽的老鼠，被發現大腦細胞重新形塑成了更棒的狀態！（圖四）

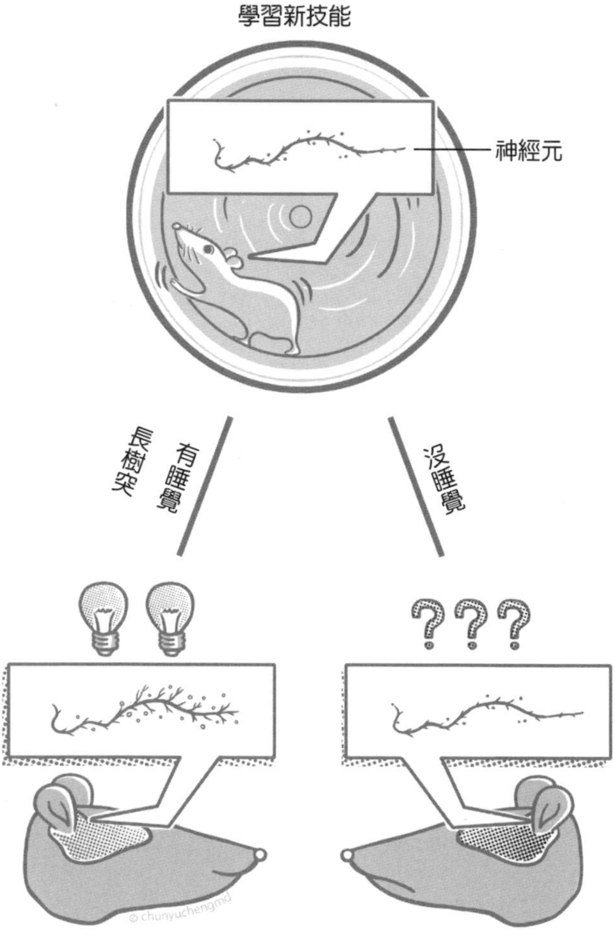

圖四 大腦可塑性的重要實驗

我們在這裡得到了兩個非常重要的認知：第一，讓大腦動起來學習新事物，然後睡上一場好覺，就能夠幫助我們鞏固記憶和訓練腦力；第二，大腦的神經細胞，是能夠利用我們人為的努力、日常生活的改變，成為更好的狀態！

因此在本書的內容中，我會將這些重要的臨床經驗分享給你，希望透過這些重要的睡眠、生活、飲食習慣和觀念的改變，讓我們能夠好好形塑大腦，重新拾回一個清爽、自在、敏銳卻無負擔的大腦，進而擺脫腦霧的糾纏！

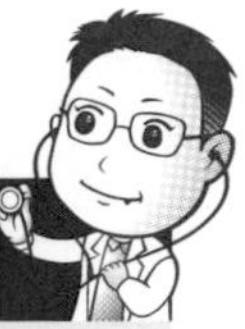

檢查都正常，但我就是不舒服?!

我時常和病人舉這樣的例子：我們都有使用電腦的經驗，今天當我們發現電腦當機、過慢，我們第一件事會做什麼？

一定是去檢查電腦的使用現況！是不是開了太多軟體？瀏覽器裡面是不是開了太多的網頁？而我們通常是不會先把電腦拆開，去檢查電腦的核心CPU，或者排線有沒有不見或受損吧？

簡單說，**電腦發生當機的時候，我們會想要先調校電腦的「功能性」**，譬如重整硬碟，將不需要的軟體卸載。這時候，我們不會先懷疑是「結構性上」出問題，而想要把電腦放進X光機器中，做各式各樣的檢查，對吧？

我們的大腦就像電腦一樣，時常只是將螢幕關閉，讓它進入暫時的休眠，卻沒有每一天，定期將我們的記憶體做規律的重整。睡眠、生活、飲食的規律性沒有好好關注，也因此很多時候，做了一大堆結構性上的檢查、照了X光、抽了血，醫生還是只能無奈地告訴你，你的檢查報告上上下下都是好的，但你會非常地疑惑，但我明明就是不舒服啊？

腦霧就像大腦當機，這個時候問題就出在，大腦三原力產生了功能性上的失調，此時，能夠精準地釐清症狀的表現，並且接受相對應的治療才是最重要的。就像這個當下，能盡快地整理電腦的記憶體而且重新開機，才是最重要的，任何多餘的檢查都可能無法真正地幫助到你。

10

腦霧和失智症息息相關！

能夠調理和治療腦霧現象的方法，對於失智症的緩和和預防，也多有輔助效果。在本質上，能夠使我們的腦神經系統、腦原力強化和平穩的好習慣，就是對這兩種問題都有幫助的好習慣，當我們一起了解腦霧和失智症的關係後，你就能明白。

失智症是很難逆轉的神經退化疾病

我們先來說說**失智症（Dementia）**。全球失智症的盛行率，在六十五歲以上的大齡族群約為百分之四至八，也就是每一百人中，就有四至八人罹患失智症。這是一種神經性退化的疾病，發病後，心智功能會慢慢退化，到最後認不得家人，記不得回家的路。失智通常和年紀有很大的相關性，依衛生福利部在民國一百年進行的調查結果，台灣六十五歲以上的老人每十二人有一位失智，而八十歲以上的老人每五人就有一位失智，所以可見，**年紀越大，罹患失智的風險就越高**。

在《我想念我自己》*Still Alice*這部電影中，五十歲的 Alice 是享譽國際的語言學家，某一天，她開始在演講時忘詞、出門會迷路，就醫後，確定罹患早發性的失智症，Alice熱愛跑步，但如今她連回家的路都找不到，沒有人陪伴就不能出門，到最後，甚至連長年居住家中的廁所在哪裡，都找不到。

失智症的罹病風險中，有許多和先天遺傳相關，也就是我們常說的阿茲海默症（Alzheimer's disease）。電影中的Alice就是罹患這個疾病，這是從家人長輩身上傳承到的體質，以台灣的社區族群而言，約有半數的失智症是屬於這個類型；當然失智症也有可能是腦傷之後的

後遺症，又稱為血管型失智症（Vascular dementia），約占失智症族群的百分之二十至二十五，所以中風之後的人，有部分後遺症就會出現心智功能下降的情況。

目前為止，臨床上沒有能夠完全治癒失智症的方法，也就是說它的病程多半都是緩慢退化，幾乎不可逆轉，這也就是為什麼我們必須找到更早期的預防之道，更加關注年輕時，就可能產生的腦霧現象，及早預防腦原力的衰退。

對抗腦霧——就是為預防失智來儲存腦本！

從上面的敘述中你應該明白了，失智症這樣的疾病在早期，當然有可能會出現腦霧的症狀，從專注力不集中、思考緩慢、記憶力下降開始，慢慢地步入無法生活自理的失能狀態，我們看看左表。腦霧，是一種臨床的症狀表現，這樣的問題，在許多的疾病之中都可能出現，但通

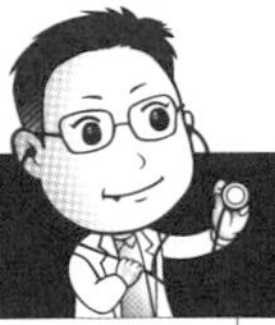

破.解.腦.迷.思

腦霧和失智症大 PK！

	腦霧現象	失智症
屬性	一種症狀表現，許多疾病都會出現類似的異常表現，通常大腦結構無明顯缺損。	一種神經退化性的疾病診斷，大腦會出現萎縮現象。
病程	通常可逆。	幾乎不可逆。
嚴重度	症狀通常會起伏，可能會使工作或生活失能。	會慢慢退化至生活無法自理，甚至臥床。
好發	以 20～60 歲的青中年族群為主，通常為大腦的重度使用者。	通常大於 60 歲的高齡族群。
危險因子	以睡眠障礙、疼痛、情緒和壓力過高、飲食失調為主。	和先天遺傳相關，年紀越長罹病率越高。
類比例子	電腦暫時當機。	電腦的硬碟實際產生壞軌。

常在修正了某些相關的危險因子，或是疾病本身緩和之後，腦霧的現象時常是可以逆轉，也就是可以改善跟好轉的。

如果把失智症比喻作電腦的硬碟壞軌，代表我們再也叫不出需要的檔案；而腦霧就比較像是電腦因為過熱暫時當機，可能重新開機，或把硬碟重整一下，就可以繼續運行地很好。

在每三個失智症患者中，其中也會有一個，是可以透過預防而避免發病的。仍有將近百分之三十五的危險因子，是我們可以人為積極調控的，也因此，好好照顧自己的腦神經系統，從現在開始就積極改善腦霧、活化腦細胞，絕對能為現在和長遠的大腦狀態，帶來許多的好處！

所以如果你憂慮擔心自己或家人罹患失智，好好地儲存腦本，就是非常重要而且積極的做法，也因此早期關注自己的腦霧現象，好好調整和改善重要的危險因子，為我們的大腦儲蓄更多的本錢，絕對是最有效的預防策略！

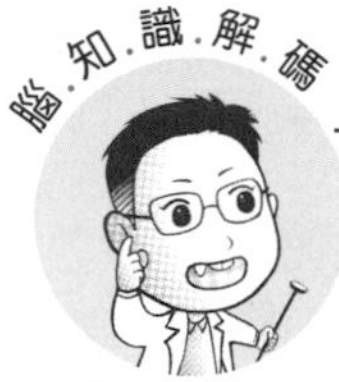

關於失智，你應該知道的事！

- 失智症患者的罹病人數在全球人口中節節攀升，每三秒就多一名失智個案。
- 目前藥物能夠減緩記憶退化的速度，但臨床上還沒有能夠完全治癒失智的治療方法。
- 除了失智患者本身，照顧者和家庭多半承受極大的身心壓力，也有高風險罹患憂鬱情緒的可能，是一群更需要被關注和照顧的族群。
- 積極預防是有效的：每三個失智症患者中，就有一個是可以透過預防避免發病的。
- 失智症的罹病風險中，雖然許多和先天遺傳相關，但仍有將近35%的危險因子是我們可以人為預防及調控的。

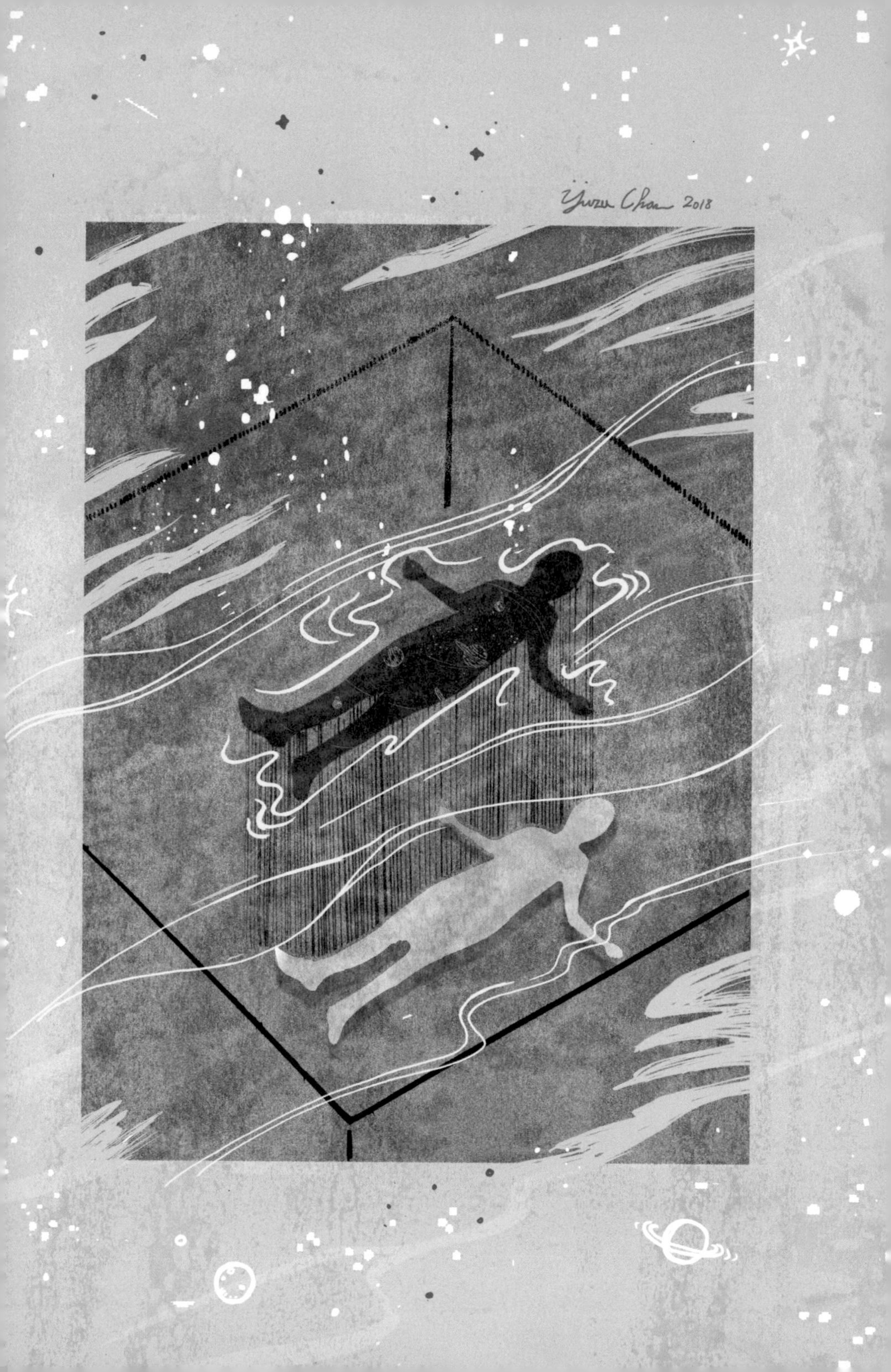
Yuzu Chan 2018

Chapter 4

有效睡眠，
喚醒大腦療癒力！

11

為什麼睡眠對於消除腦霧如此關鍵？

當我們睡不好的時候，就容易陷入整天的腦霧狀態，這其實跟我們大腦系統是如何進行大腦三原力的修復，如何提升專注、鞏固記憶和促進思考力，都是很有關係的。

我們可以拿圖書館裡的藏書來比喻，我們平常的記憶和思緒，就像是一本一本的書。在圖書館裡面，也就是大腦中，儲存著所有的記憶片段，就像圖書館中存有成千上萬本的書籍。

當我們能夠獲取很好的記憶、專注及思考理解力，就像我們能夠隨時很靈活地在這個大圖書館裡面，找到那本我們想要的書，我們能夠很好地提取我們所需要的記憶以及資訊，大家想想這個前提會是什麼？

睡眠——「記憶鞏固」的關鍵時刻！

要能在需要的時候，快速找到我們想要的那本書和相關的資訊，這仰賴著一件事，也就是要有一個好的圖書館員，在我們把一本本書納入館藏的時候，將我們的書本，有條有理地陳列歸放在書架上，而且這些書本在存放的時候，都會分門別類地被編碼和整理，去蕪存菁，這個井然有序的存放過程，就是我們下一次能夠快速提取這本書的重要關鍵了。

而在像圖書館般的大腦中，一個一個的資訊和記憶要怎麼被好好地編碼和儲存呢？靠的就是我們的睡眠！「睡眠」就是我們的記憶管理員，就像圖書館員能將藏書做很好地存放，這就是為什麼睡眠對於大腦神經系統的活化和穩定如此重要！

我們所有在白天獲取的資訊，或者是記下的人、事、物，甚至是情緒、情感上的連結，都像一個一個的檔案，暫存在我們的記憶隨身碟裡

面，但我們都知道，隨身碟只是拿來做暫時儲存的工具使用，任何我們希望能夠好好永久並且安全保存的檔案，一定會希望存放到電腦的硬碟中吧！

我們在日常生活獲取的片段資訊，會先暫存在我們大腦的記憶暫存區（其中很重要的區域之一，是**海馬迴 Hippocampus**），如果我們希望將這份資訊和記憶做良好的編輯後，鞏固地存在我們大腦的核心記憶區，也就是**大腦皮質（Cerebral cortex）**區域，它就好像電腦的硬碟一樣，這個鞏固記憶的過程，其中很重要的步驟之一，就是仰賴高品質的睡眠。（圖五）

腦原力的進化是高效學習的祕訣！

我常常跟我的腦霧小病人，也就是還在讀國小、國中、高中的孩子說，想要考好試的訣竅，絕對不是熬夜念書。臨時抱佛腳最棒的執行方

圖五 大腦鞏固記憶的過程：
海馬迴 VS. 大腦皮質，就如隨身碟 VS. 硬碟

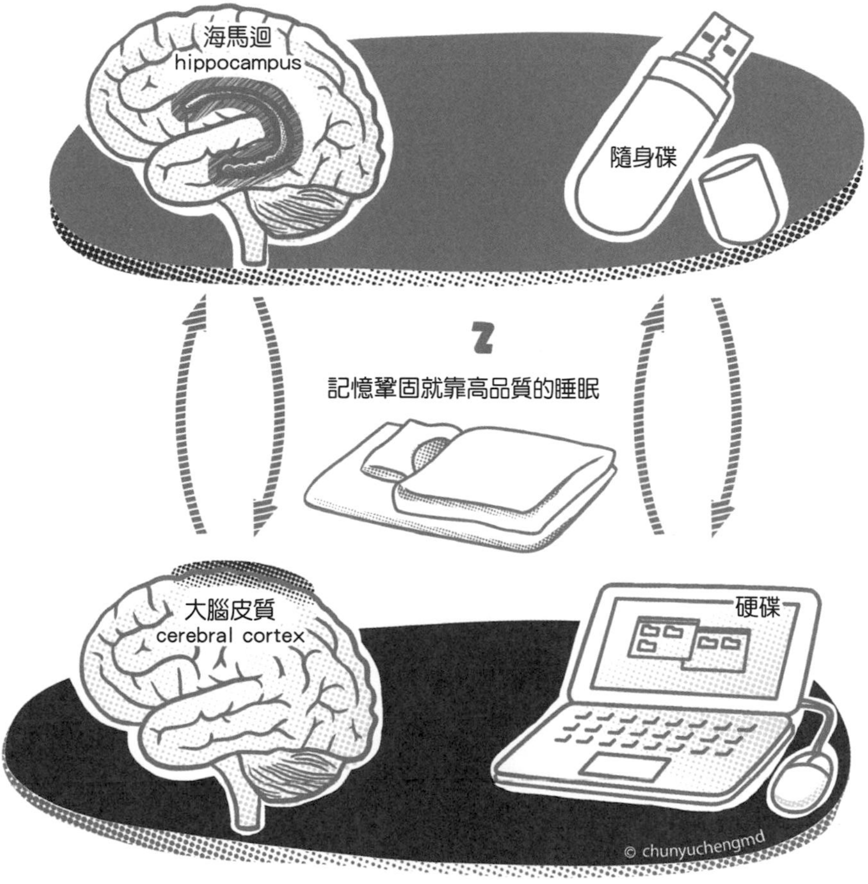

式，就是好好地睡一場好覺，我從以前學生時代，到博士班準備畢業口試都用這招！好好睡一覺，不會的題目猜答案都會猜得比較準，這可不是空穴來風啊！

全世界教我們提高學習效能的課程很多，我自己覺得最受用的，就是美國奧克蘭大學教授歐克莉Dr. Barbara Oakley開設的課程：「學會如何學習 Learning How to Learn」。這門全球爆紅的課程，她強調，大腦要能提高學習效率，最重要的就是要讓思考、記憶和專注力，鬆、緊交替！在放鬆時刻，大腦會處在**發散模式**（**Diffuse mode**），大腦會重新組織化你之前學習到的東西，讓知識和技能真正達到融會貫通的狀態。

Dr. Barbara Oakley提到，睡眠可以將大腦中對學習有害的毒素有效排除，然後重組強化你的記憶，甚至是難以理解的資訊內容，大腦在睡眠時，還會重新自動梳理，你說，睡一場好覺，對腦霧現象的消除，是不是至關重要？

不只是學生面對考試，很多時候，我們不確定生活或工作中，某個問題該怎麼解決，是因為突然有些關鍵資訊想不起來，或是突然腦筋打結當機，明明思考過的內容，卻像糨糊一團亂，這不是腦霧是什麼！

所以報告失利、考試屢敗、人生卡關，除了平時準備不足，很多時候，是我們忽略了睡眠的重要性。

大腦當機的急救法——睡眠廢物清除程序！

我們在討論大腦功能性或結構性損傷的時候，舉過電腦當機的例子，我們白天長時間使用電腦，下班後就要好好保養電腦，將電腦徹底關機，然後每天重新開機！就像手機跑不順的時候，很多時候重開機就什麼都好了，大腦當機也是同樣道理，**「睡眠」就是這個大腦重開機的關鍵！**

在睡眠當中，腦細胞會暫時性、刻意地產生萎縮現象，這是為了將細胞之間的空隙增大成原來的兩倍，好讓在腦細胞間流動的腦脊髓液，能更大量順暢地流通，就像通水管一般，將這些對大腦有害的廢棄物一併沖刷帶走，再透過循環系統排出腦部。

這就是「睡眠」當中會特別活躍的**「腦部代謝物清除程序」（Metabolite clearance of brain）**，會進一步將腦組織中的毒素及廢物有效地排除，譬如β類澱粉蛋白（β-amyloid），它是一種會導致阿茲海默症（失智症的一種常見類型）的沉澱物，就能透過這個大腦沖洗程序被適當地清除。

這個過程可以幫助我們修復過勞的大腦，可以將對大腦不利的有害物質，做有效的代謝排除。不然空有多快的運算核心，我們的大腦還是跟過熱超頻的電腦一樣，跑都跑不動！我們的大腦系統跟電腦運作其實是十分類似的，所以大家就不難想像，為什麼一夜好眠，對於我們大腦三原力的活化和消除腦霧是如此重要了。

12

睡八小時就是睡好？難怪腦霧總是跟著你

很多人因為腦霧問題，覺得自己頭腦昏沉、記憶力下降來找我，往往我們在看診，聊到睡眠狀況的時候，他們會說：「我總是能夠睡到八、九個小時，白天也可以睡到自然醒，這樣睡得應該還不錯吧？」

我會反問：「那你早上起來的時候，覺得身體是舒服的？腦筋是清醒的嗎？還是其實覺得疲勞，全身僵硬痠痛？彷彿睡了一覺醒來，都沒有休息到，反而常常還有更累的感覺？」

「對！就是鄭醫師你說的這樣耶！」這才發現，自己的睡眠品質其實出了問題，所以很多朋友會問：**「那到底怎麼樣才算睡得好啊？」**

怎樣才算消除腦霧的「有效睡眠」？自我檢測指標！

我們最大的迷思，就是認為自己只要睡足八個小時，好像就是睡好了。但其實真正能消除腦霧的睡眠，是更注重「品質」，而不只是「量」。

我們要能夠透過睡一場好覺消除腦霧、提升腦力，睡眠的品質必須要好，而不只是時間夠。要怎麼分析自己的睡眠品質好不好呢？到底應該要怎麼樣自我檢測？

1. 入睡的掙扎

會不會時常這樣？明明已經覺得身體非常疲累，但是一躺到床上，突然靈光乍現，腦子就開始動個不停，白天所有的事情跟對話在腦中盤旋來去，想到今天有哪件事沒做好？明天要準備的重要文件？連好久以前的舊賬，都拿出來翻了又翻，想想那個人還真是討厭！

—明明都累了，但一躺到床上，腦子就是轉不停，越轉越清醒。

如果我們躺在床上的時候，突然靈感湧現，怎麼樣都睡不著，這就代表當我們躺上床時，大腦是無法放鬆的。一般來說，**如果我們躺到床上超過三十分鐘**，都還沒有辦法順利入睡，這就代表我們的入睡狀況不穩定。如果入睡困難變得頻繁，有可能會壓縮我們整體睡眠的時間，更有可能讓我們開始害怕「上床睡覺」這件事！惡性循環之下，「睡覺」反而變成一件令人緊繃的事了。

2. 入睡後，我們真的深眠了嗎？

我們可以觀察自己在睡眠當中是不是特別容易醒過來？譬如一有風吹草動，外面的貓叫狗叫聲，或是隔壁鄰居關門關窗的聲音，都會讓你特別容易覺醒？或者是十分短眠且總是早醒？有的時候天一亮明明身體還疲倦，可是就無法再睡了？這樣可想而知，總體睡眠的時間一直被中斷而且特別地短，你的深眠也就會特別稀少。

如果我們整個晚上，睡眠的過程，**會醒來三次以上**，身旁的床伴翻個身，樓下的小貓喵喵叫了幾聲，我們就會不甘寂寞地醒了，這就代表我們很有可能其實是淺眠的。儘管，睡眠的時間看似夠了，但其實因為整個晚上大多淺眠，而沒有透過深眠獲得適當的休息，這樣的睡眠也不算是真的有效率。

3. 夜間多夢、頻尿嗎？

我們一定要觀察自己的身體，是不是有真正進入深眠？還是一直停留在淺眠，因為一直在淺眠狀態，我們的疼痛、平衡，包括腦力的鞏固跟修復，都會無法順利進行。

除了易醒和早醒外，淺眠還會有什麼狀況呢？最常見的就是做惡夢跟頻尿。

你會很容易記得你的夢嗎？夢有的時候，不但歷歷在目，可能醒過來上了廁所之後，又像連續劇般地繼續夢下去，每天的劇情還會時不時地連載，因此常常不是睡了一整夜，而是狂夢了一整夜！像被追殺或是掉下懸崖的夢，這種夢特別鮮明可怕，即便醒來之後都還記得很清楚，而且感覺全身疲累。

又或者，有些人會疑惑，睡前已經注意，並沒有攝取過多水分，怎麼還是這麼頻尿，是不是自己的膀胱出了什麼問題，才會導致睡眠中斷？

其實有的時候正好相反，正是當我們無法進入深眠，我們的「抗利尿系統」（Antidiuretic system）沒有好好發揮作用，又或者因為「睡眠呼吸中止症」（Obstructive sleep apnea），睡眠一直被打斷，我們才會很容易感覺到自己的脹尿，其實這都是我們在睡眠時，還是遲遲無法真正放鬆的結果。

一般來說一個晚上起床解尿，**平均二至三次以上**，那就代表我們有夜間頻尿問題，比較難獲得深眠所帶來的修復跟放鬆。

4. 你真的好睡嗎？多久沒有享受睡醒的小清新？

大家還是不知道如何評斷自己睡得好不好嗎？

如果自己的身邊沒有床伴，通常不知道自己是不是深眠，這個時候其實有一個很簡單的方式：我們可以好好地檢視自己，在每天睡醒之後，是否有全身獲得充分休息，那種清新有活力的感覺；還是睡醒之後，反而感到全身腰痠背痛，甚至頭暈頭脹。請好好體察自己早上起床後的身體反應，我們就可以更加瞭解，自己平時是否真的獲得良好的睡眠。

起床的清新感，是最重要的睡眠總體指標：就是當你起床時，能感覺到身體是真正獲得休息的，大腦有一種很舒服而且清新的感覺，覺得自己睡了一場好覺。

一個人真要睡上八個小時才夠嗎？其實科學研究告訴我們，每一個人真正需要多久的睡眠，其實是天生你生下來時，「基因」就幫你決定好的。以一個成人來說，平均七到九個小時的睡眠是足夠的，一些人他天生就只需要四到六個小時的睡眠，就覺得精神飽滿，像我自己就確實需要九到十個小時的睡眠才夠，我的家人們也都是需要長睡眠的人。所以其實睡多久並不是最重要的事，更重要的是這場睡眠是不是高CP值、高效能的睡眠。

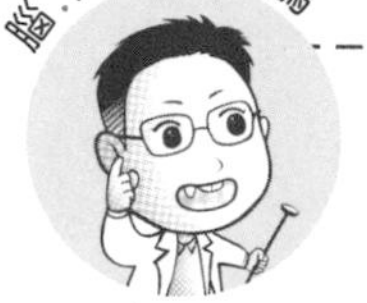

整體來說，
良好的睡眠包含幾個重要的成分！

- 能夠快速地入睡。
- 夠深夠穩的睡眠過程。
- 足夠的睡眠時間。
- 睡眠當中不會感到身體的不適、多夢或頻尿。
- 睡醒之後身體能夠獲得充分休息的清新感。

其實我們的身體是很敏感的，當你睡了一場好覺的時候，身體會告訴你真正的答案。只要你的深眠夠多，效率夠高，大腦和身體就會很舒服。但如果沒有好的睡眠，**且一周超過三天並且持續二到三個月以上**，就要好好地關注這個睡眠的問題，並且努力調整，或是勇於接受治療。

破.解.腦.迷.思

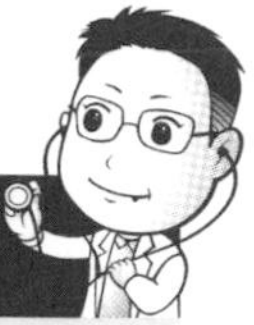

用手機或手環來測自己的深眠？

我的病人常常會拿著手機的紀錄，讓我看看他的深眠時間，利用手機或手環去測量深眠時間，是個不錯的輔助工具，對一般人而言，能夠得到一個第三方的客觀數據。

但我還是想要提醒一些睡不好的朋友，如果你本來就有淺眠的問題，而且睡眠一直都不是很安穩，這時候你可能要好好地考量，當你又戴了一個手環或手錶在身上時，會不會使你睡得更不安穩？

大家可以測試看看身體對配戴物品的反應，如果不會影響睡眠當然無妨，但如果會影響時，其實要知道我們自己睡得好不好？效率高不高？最重要的指標就是當你起床的時候，能不能夠感覺到身體是真正獲得休息的，有一種很舒服而且清新的感覺。

13 睡不好的多重風險，你應該知道的睡眠療癒力！

如果長期有睡眠不好的情況，會使我們身心的哪些系統呈現高風險的狀態呢？了解這部分的腦知識十分重要，我們才能知道睡眠為我們建構的身體療癒力，從而真正利用睡眠，改善身心各個機能的協調。睡眠不足，第一個會造成的重要風險，我們當然就要先從「腦神經系統」開始說起，接著許多和腦霧相關的合併症狀，包括疼痛、平衡失調、內分泌失調、情緒異常等等的問題也會一一提及。

▼腦神經系統：腦霧、失智

如果長期睡眠不足，第一個，就是會加重腦霧狀況！嚴重地影響記憶、專注和思考三原力，你會發現，當你睡不好，朋友或是老闆、同事交代你的事，轉頭之間就忘記了，以往十分鐘可以完成的事情，現在可能拖個一小時，都還無法做好，這會使你的腦袋無法擺脫混沌，長期處在腦霧之中。也有可能導致**罹患神經性退化疾病的機會增高**，例如：失智症。

▼情緒：低落憂鬱、焦躁

睡眠跟我們的情緒也很有關係，當你睡不好，心情就會異常地不穩，有時會感覺特別低落，譬如，以前朋友約你出去吃飯、逛街，那些你應該很喜歡的事，怎麼最近卻都提不起勁，你也會發現，自己很容易暴怒，譬如，今天有件事不在你的規劃預期之內：像朋友突然失約、客戶突然想改變案子的內容，你就會感覺特別地生氣，而且這個情緒怎麼樣都壓抑不下來。

▼發炎反應活躍：頭痛、肌肉和關節疼痛

睡眠跟我們的疼痛活性也十分相關，所以你會發現，當你前一天睡不好，隔天，頭痛會非常容易發作，而且這些疼痛不僅僅會發生在頭部，包括我們的肩頸、腰、背痠痛，或是膝關節、肩關節的發炎疼痛也是一樣容易產生。

因為深眠，可以讓我們的大腦、肌肉跟骨骼系統，徹底地放鬆，所以當你睡不好，我們的精神狀態、肌肉、骨骼就會特別緊繃。

另外，睡眠也可以很適當地緩解發炎反應，譬如，很多有退化性關節炎的朋友，膝蓋、肩膀或是手指頭的關節，常常疼痛，當淺眠或是睡眠被疼痛干擾而中斷時，白天時的疼痛會變得更加嚴重，久而久之產生惡性循環，當我們適當使用藥物調理睡眠時，疼痛通常也會獲得加成的改善。

▼平衡系統：頭昏、暈眩

睡不好的時候，我們的平衡系統就會容易失調！這個時候，我們很容易產生頭暈跟頭昏的狀況，這包括平常頭部暈暈重重的感覺，或是突然天旋地轉的眩暈。

——很多朋友長期吃止暈藥來控制頭昏卻效果不彰，時常就是因為最重要的平衡修復期沒有把握，把睡眠不良的問題拋在一邊，真是可惜。

▼免疫力：感冒、過敏

身體中免疫力的健全跟提升，也非常倚賴睡眠！所以長期睡不好，你的免疫力通常會比平常人都要差，當身邊有朋友得到流感，你一定也會容易中鏢，而且身體會容易有反覆性的感染，像尿道感染、支氣管炎或肺炎；也比較容易罹患疱疹病毒，甚至引起後續的**疱疹後神經痛**，皮膚老是有觸電麻痛的感覺，相當不舒服。另外，免疫跟我們的過敏體質也很相關！如果睡不好，免疫功能失調，你的過敏體質就很容易發作。譬如，空氣品質一變差，你會發現自己就容易鼻子癢、眼睛癢，或是不斷地咳嗽，皮膚常長疹子，身體或四肢也容易出現會發癢的濕疹。

▼內分泌系統：肥胖、糖尿病、長痘痘

睡眠跟我們的內分泌系統也很相關，以前我們都會笑人家睡豬、睡豬，好像你睡得多，就容易胖，但其實科學研究告訴我們，當你睡不好的時候，**更容易沉陷在易胖體質的風險中**，欠眠會使我們的食慾賀爾蒙濃度改變，導致我們無法控制食慾，變得格外地想要大吃。

> 睡眠，跟醣類的代謝是十分相關的，當我們身體的新陳代謝功能下降，基礎代謝率下降，就更不容易減肥成功，科學證據也顯示，當長期睡眠不足，我們未來得到糖尿病的風險，就會比一般人來得高。

內分泌功能失調，有些人的生理期就開始紊亂，多重因素的影響之下，也會開始狂長痘痘，面子和裡子一起掛不住。

▼腦心血管功能：中風、高血壓、心臟病

我們的睡眠，也跟腦血管和心血管功能十分相關，所以當前一晚睡得不好，隔天血壓就很容易不穩，甚至會一直竄高。睡不好，罹患心臟病，像是心肌梗塞缺氧的風險，還有腦中風的風險，也會比一般人高。

有高血壓的朋友，會問我這樣的血壓藥，到底要吃多久，第一件你該做好的事，就是能讓自己睡一個好覺，不然減藥之日真是遙遙無期。

▼提升運動體能

很多有運動習慣的朋友，都希望能夠盡量提升自己的體能狀態，想要跑得更遠，跳得更高。在這裡提醒大家，其實睡眠相當重要，睡眠可以幫助我們，獲得更佳的平衡跟協調狀態，也可以促進我們的心肺功能，在這樣的系統平衡運作下，我們的運動表現，自然就能在訓練中，獲得很好的提升。

瞭解了以上的內容，就會發現，睡眠還真是一件奧妙的事情，我們每個人身體裡面都有一個神祕的生理時鐘負責調控我們的日夜節律，當生理時鐘紊亂時，便容易產生生理和心理上的不舒服。因此適當地調整我們的生活作息，只要維持生理時鐘的穩定，居然對於我們身體重要的器官跟系統，都有那麼棒的作用，所以睡一場好覺，從零至一百歲，對我們每一個人而言，真的是十分重要且划算的事！

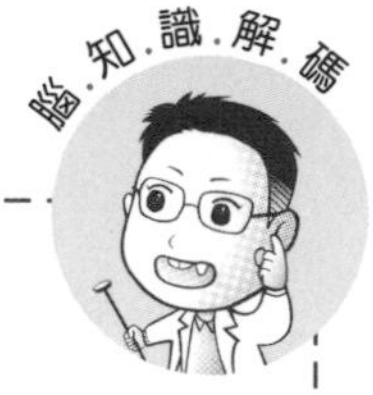

生理時鐘與身體疾病的祕密關係

在十八世紀，天文學家迪米宏（Jean Jacques d'Ortous de Mairan）觀察含羞草，在白天有光照的時候，會張開葉片，進行光合作用，而在黑夜沒有光照的時候，會將葉片關閉。因此發現，生物的體內，本身就存有著一個能夠自我調節的機制，也就是生理時鐘的概念（Circadian Rhythm，日夜節律）。

生理時鐘與外在環境刺激，二者是密不可分，有著互相影響的共振效應。所以，日出而作，日落而息，是真的有科學證據支持的！當我們的身體和環境，二者能和諧共處時，生理時鐘便能順利運作。當作息日夜顛倒、徹夜通宵，身體裡面的日夜節律失調後，便會打亂我們的生理時鐘。

二〇一七年的諾貝爾生物醫學獎，由霍爾（Jeffrey C. Hall）、羅斯巴什（Michael Rosbash）和揚恩（Michael W. Young）獲得此殊榮，他們所研究的「控制生理時鐘的分子機制」，便是關於「生理時鐘」這個議題。在我們人體之中存在著一種「時鐘基因組（Clock Genes）」，會幫助我們的身體，識別二十四小時的生理週期，使我們的身體能夠跟隨外在環境，產生相對應的變化或是反應。因此，當生理時鐘紊亂時，久而久之，便會產生許多慢性疾病。

14

喚醒大腦療癒力！請從白天開始準備

長期睡眠不足，就會加重腦霧狀況，嚴重影響記憶跟專注力，因此用對方法睡上好覺，才能真正幫助我們擺脫腦子混沌。如果，睡覺的時候容易淺眠，一直上廁所和做夢？翻來覆去就是睡不著，我們該怎麼辦呢？

在這裡先把最重要的訣竅全盤托出，想要晚上一夜好眠，準備工作請一定要從白天開始做起，等到睡前臨時抱佛腳，怎麼也無法挽救失控很難冷靜下來的大腦。

白天別再過度補眠！建立明確的日夜節律

如果你前一天晚上睡不好，你會怎麼做？

比如說有些媽媽們，可能早上六、七點就得起床，替先生或小孩子準備便當，然後送他們出門之後，白天就是他們珍貴的補眠時光，有的時候會從早上八、九點，一路再睡到中午十二點，才起來吃中飯。

很多朋友會跟我分享，如果前一晚睡不好，或者有必須要早起的需求，他們就會在白天或者是午休的時候，進行一個比較長的補眠。

然而，我們的身體要能夠在晚上，很好地自然放鬆入眠，很重要的一件事情，就是要讓身體，習慣有「日」、「夜」的節律，這個日夜節律的建立，一定要從白天就開始，也就是說，白天睡醒時，我們要讓身體有活過來、清醒的感覺。

所以，千萬別在白天過度補眠，或是習慣窩在床上休息、滑手機！

真的疲勞撐不住，**最恰當的午休或小憩時間，都要盡量把握在三十分鐘以內**，如果午睡時間過長，就有可能影響到晚上真正睡眠的品質。

有氧運動舒活大腦，但別在睡前做！

大家都知道運動對身體好，規律的運動，能夠幫助促進循環跟新陳代謝，是一件很棒的事，白天做和緩的有氧運動，對於晚上入睡跟深眠的情況，也都會有幫助。

我建議大家，在白天都要盡量有接觸陽光的時間，儘管我們可能白天工作都在室內，或者是家庭主婦都在家裡工作，這也沒有關係。我們一定要挑選一個適當時間，出去走一走，戶外散散步也好，能夠曬曬太陽，接觸一下新鮮空氣，這能夠讓我們的身體，在白天有活過來的感覺，到了晚上，身體才能自然地慢慢平靜下來。

請特別注意，對於身體比較敏感的人，或是對比較淺眠的人來說，運動比較好的時間，要擺在白天天亮的時候。

如果你因為上班的關係，白天沒辦法運動，那也盡量要將運動放在傍晚，或是晚餐前的時間進行，因為，在睡前三至四小時才運動，這時候運動時所增加的**腦內啡（Endorphin）**，是一種會讓我們清醒跟愉悅的腦內激素，有可能會讓我們的大腦，暫時比較興奮而無法安靜下來，這時候就有可能會影響到入睡的品質。

> 如果睡前想要舒緩筋骨，可以做些緩慢和漸進的伸展拉筋運動（在第二六六頁我們介紹了舒腦鬆筋的拉伸運動），可以適當地促進循環，放鬆肌肉骨骼，也讓大腦平靜下來。

咖啡因飲品，留在白天攝取！

咖啡、茶、或是可樂，都含有一定的咖啡因成分，會使淺眠體質的人更加不好入睡，**而且也會因為利尿作用，造成頻尿現象！**

但我懂！喝咖啡跟茶是一種很棒的生活樂趣，我自己也是十足的咖啡控，每天都要一杯咖啡，啟動我美好的一天，所以，其實這些飲品，也不需要完全戒除的，如果喜歡喝一些飲品，包括大家都喜歡的手搖茶，**只要記得盡量在中午前飲用完畢**，然後在飲用過程，記得搭配大量的溫開水，幫助身體代謝多餘的咖啡因，這樣到了晚上，身體也比較不會存留過多的咖啡因，而影響睡眠的品質了。

如果好一段時間，你的大腦已經失去了日夜節律，晚上睡不著，身體在白天總是提不起勁，記得！要讓大腦習慣，白天活化、晚上沉靜，用每一天持續的規律和習慣，去馴服已經紊亂的大腦，前面的幾個星期，白天必須撐著不休息，或許會很辛苦，但漸漸大腦會習慣，疲勞累積到夜間，才有可能重建晚上好眠的狀態。

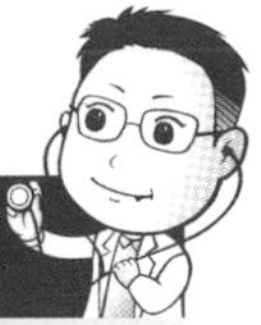

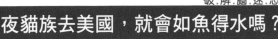

夜貓族去美國，就會如魚得水嗎？

只要改變環境就可以改變生理時鐘？有一些人喜歡熬夜，覺得自己就是夜貓族體質，所以就會設想，那自己搬到一個和台灣日夜顛倒的地方，譬如去了和台灣時間顛倒的美國生活，生理時鐘就能因此按部就班了？

其實不然，那是因為，這樣的人，多半問題並不在於生理特質和別人不一樣，而是個性和生活型態的習慣不一樣，譬如很多創作型的人，覺得夜深人靜沒人打擾時，腦子才會特別清楚，文思泉湧；又譬如，有些心理比較容易焦慮和慌張的人，在白天外面有許多嘈雜聲音，覺得格外有安全感，便容易在白天入睡，反而夜晚寧靜無聲時，更無法放鬆心情入眠。

假使這類型的人真的去了美國，也會逐漸轉變成在美國的夜貓族的，所以不論到了哪一個環境，習慣性依舊會影響著我們，使得我們日夜顛倒。

就算你真的是，「睡眠相位後移症候群」（Delayed sleepphase syndrome）的患者，這是一種慢性睡眠紊亂的問題，患者一般都會晚睡晚起，生活節奏受嚴重影響，也必須努力調適自己的生活作息，否則得到憂鬱症的比例是大大上升的。

所以，如果你也是這類型的人，希望能夠改變生理時鐘混亂的問題，還是先釐清自己為什麼喜歡熬夜的原因，盡量改變自己的生活作息，稍微提前一至二小時，早一點入睡、早一點起床，雖然無法完全地配合環境改變，但漸進式的改變，對我們自己而言，已經是跨出了一大步喔！

⑮

把握腦霧修復黃金期，啟動大腦清洗程序

我們有一個很重要的「腦霧修復準備黃金期」，在睡前三至四小時的時間，如果我們可以讓大腦還有身體，在這段睡前時光，真正地舒緩跟冷靜下來，就能有比較高的機會，成功地入睡，甚至保持之後的深眠，讓大腦順利進行代謝物清除程序（Metabolite clearance）。

那在這段時間，有什麼事情是可以做？又有什麼事情是不要做的呢？請把握「2不2要」腦霧修復訣竅。

● **第1不：這大概是大家最不想聽到的，但這真的就是有效的方法，所以還是得分享給你。在「腦霧修復準備黃金期」這段時間，你要盡量地避免3C產品對大腦的刺激。**

因為不管是手機、平板、電腦、或是電視，所釋放出來的藍光頻率，會經由我們的眼睛刺激大腦神經系統，間接地，刺激我們大腦的「松果體」（Pineal gland），使得「褪黑激素」（Melatonin）的分泌被抑制而下降。（圖六）

圖六 藍光會抑制褪黑激素的分泌

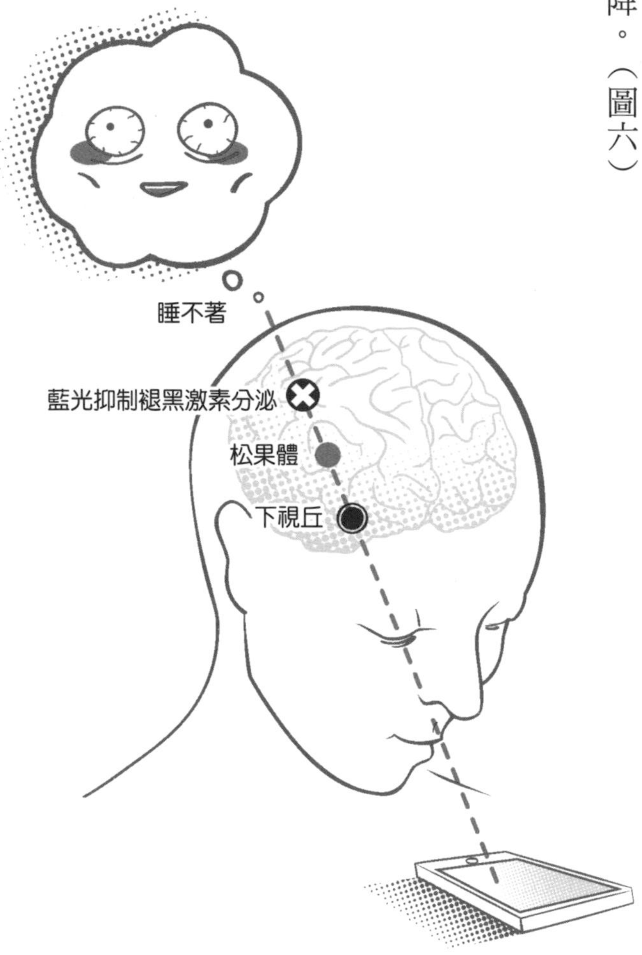

褪黑激素是大腦很聰明的內生性睡眠誘發因子（腦內部天然形成的），也是對「壓力消除」來說，很棒的輔助因子，它會幫助我們放鬆，感到愉悅，是天然的助眠劑，褪黑激素可以使得我們大腦跟身體知道，我該進入睡眠的狀態了，我的身心需要真正地舒緩下來了，這就是為什麼，過多藍光的刺激，會使得我們沒有睡意。

● **第2不：不要吃大量消夜，睡前三小時之內的飲食是很有影響力的，如果太油、太辣，或是重鹹以及量太多，時常就會讓我們睡不好。**

譬如，大家最愛拿鹹酥雞或是燒烤當消夜，這些都過於刺激而且難以消化，我們躺在床上，即便是心靈滿足了，卻會腹脹不消化。如果睡前，真的想要吃點東西暖暖胃，建議你可以吃點水煮蛋或是白煮雞胸肉，或是搭些溫熱的蔬菜等，泡一杯熱熱的麥片，或是喝一些沒有咖啡因的花草茶，這些都很不錯！

● **第1要：我們要準備一個舒腦的睡眠環境，躺在床上時，感受一下，我們睡眠的房間，是不是很舒適跟合宜的？一般來說，合宜的睡眠環境，具備了三個條件，「涼爽」、「昏暗的光線」、「安靜」。**

條件一，就是「**涼爽**」。一般來說，攝氏二十二至二十五度，這是最適合我們人體睡眠的溫度，睡眠時，人體的核心溫度會逐漸下降約一至二度來維持高品質睡眠，所以保持室內環境的涼爽可以幫助我們入睡，平時可以量測一下房間的溫度，過冷或過熱都不好。

條件二，就是有「**昏暗的光線**」。甚至關全暗，都是非常適合睡眠的。光線的刺激，不管你是開著電視或是電腦睡覺，又或者是沒有關燈，都有可能會影響我們入睡的品質。

條件三，當然就是要「**安靜**」了。要確保我們的環境，是不會被家人跟鄰居打擾的，尤其要注意的是，寵物毛小孩，也要盡量和我們分房睡，像貓咪，喵星人是比較偏夜行性的動物，晚上有時候會有狩獵傾向，會比較容易躁動不安，難免就會打擾到我們的深眠。

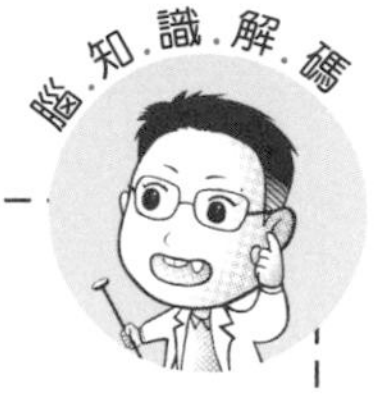

晚上為什麼會這麼頻尿？

很多朋友會說，其實我晚上也沒有真的睡得不好，但是我就是會一直爬起來上廁所，那到底晚上上幾次廁所才是正常的呢？

如果一個晚上起來二至三次以上廁所，就代表有點頻尿喔！

夜間頻尿常見原因：

- **周邊循環差：**如果我們白天的時候，循環跟新陳代謝太差了，在晚上平躺的時候，周邊的水分跟血液，會集中地回到我們的心臟，這個時候我們尿液的生成就會變多，晚上就容易產生頻尿。
- **淺眠：**大部分的病人來到診間跟我分享他的睡眠經驗，才會發現其實他會頻尿，是因為太過於淺眠了，又或者是因為睡眠呼吸中止症，睡眠一直被打斷。在淺眠的時候，我們的「抗利尿系統」沒有辦法好好發揮作用，所以我們的尿意感就會不斷地生成，我們才會很容易感覺到自己的脹尿。
- **泌尿道問題：**像是有尿道或膀胱的發炎感染，或是攝護腺肥大。

●第2要：要把我們的床鋪，只留給睡眠使用。

如果你喜歡在床上看電視、滑手機，或是看書，都盡量避免吧！因為我們的大腦及身體是有習慣性的，當他熟悉在床上，就是睡覺，不做其他，自然久而久之，當我們的身體碰到床鋪的時候，會反射性地舒緩平靜下來，順利地產生濃濃睡意。

如果就是睡不著，翻了三十分鐘之後該怎麼辦？

這個時候，我會建議就先離開床鋪，讓你的床只屬於睡眠，所以睡不著的時候，也千萬別窩在床上滑手機、聊天、或閱讀，就離開你的床，去聽聽音樂，或者去書房看看紙本書，上上廁所，走一走再回來，重新準備入睡，這樣子，比較能夠讓我們的身體，重新習慣躺在床上就是好好睡覺。

破.解.腦.迷.思

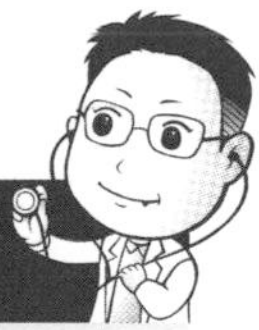

睡前喝酒助好眠？

每次提到喝酒助眠這件事情，就有很多人反對。因為，很多朋友在睡前喝酒，讓自己有醉醺醺的感覺容易入睡，很多人會說：「我睡不好沒關係，因為我有一個助眠秘方，就是喝點小酒！」各式各樣的酒類都有，藥酒、高粱、葡萄酒，酒精的確可以讓我們入睡快一點，因為它會讓我們昏沉。

可是有一個小問題，酒精會讓我們一直停留在淺眠，而且會讓我們頻尿。所以會有一個現象，習慣使用酒精入睡的人，到最後酒精量會愈用愈大，因為他的淺眠可能會愈來愈嚴重，沒有辦法深眠，最後才發現自己的睡眠效率愈來愈差，所以到最後，雖然可以用酒精入睡，可是實際上整體睡眠的效率是差的。

所以建議大家盡量不要用酒精入睡，偶爾一次小酌喝開心可以，但需要靠酒精入睡，到了每天睡前就會想要喝酒，不喝就沒辦法睡的時候，就要小心了。這代表你對酒精的依賴性是強的，而且多半喝了酒，隔天起來，其實腦袋是昏沉的，你是處在「腦霧」狀態的，很少有人是喝得酩酊大醉，然後睡了一覺起來，整個人還很清爽的。

睡前喝酒助眠在我的臨床經驗，是不太有效的，通常有這樣習慣的人，到最後來門診的時候，第一，除了要解決睡眠的問題，第二，我還要協助戒酒！常常要面對兩個大問題啊！

16

怎麼睡還是昏沉腦霧！小心慢性疲勞症候群

腦霧現象使你感覺疲累，無法專心思考，即便累卻還是睡得不好，使得你很難正常地工作和生活？頭腦總是混沌不清？小心這可能也是「慢性疲勞症候群」的警訊！讓我們一起來瞭解這個和腦霧息息相關的問題。

什麼是「慢性疲勞症候群」？

疲倦不是高齡族群的專利，**「慢性疲勞症候群」Chronic Fatigue Syndrome**，這是一群症狀的綜合表現，好發在「一般的上班族」、「女性」、「三十至五十歲的族群」，一般又稱為「肌痛性腦脊髓炎」或者是「雅痞症」。因為它的主要原因還不明確，所以很常被親朋好友或是伴侶，甚至是醫護人員所誤解，認為個案只是心因性，甚至被誤會可能在裝病。

雖然慢性疲勞症候群目前為止，沒有具體檢查可以偵測，但臨床的症狀就是最好的評估依據，以下是美國疾病控制與預防中心的標準，一起來為自己或身邊的人做個初步篩檢吧：

---

❶連續六個月以上的慢性疲勞，這種疲勞感已經排除了由大量持續運動或明顯身體疾病所造成。

❷疲勞顯著干擾了日常活動和工作。

而且，同時具有以下八種症狀中的四種以上：

- 身心勞動後的倦怠感通常會持續超過二十四個小時。
- 無法恢復疲勞的睡眠。
- 短期記憶或專注力的缺損。

- 肌肉痠痛。
- 關節疼痛。
- 頭痛：新發生的，或疼痛嚴重度、型態跟以往不同。
- 頸部或腋窩淋巴結腫痛。
- 喉嚨痛頻繁或反覆地發作。

重度的勞動，有可能會使病人的日常活動量降低一半以上，嚴重地影響到生活、工作、學業，就是出現「失能」的現象，即便輕度勞動的時候，像洗碗或是拖地，都會覺得特別疲累，也會出現嚴重的睡眠障礙。起床後覺得沒有清新感，然後整天仍然覺得很疲倦，還常常會伴隨著記憶力的下降，或是活動時有頭重腳輕的現象，這就是腦霧的表現了。

慢性疲勞該怎麼辦？

造成「慢性疲勞症候群」的原因很多元，而且不見得顯而易見。診斷前，必須先排除身體的感染、免疫或營養失衡、內分泌或代謝失調、心血管功能異常，以及檢視罹患情緒疾患（憂鬱或焦慮）、睡眠障礙等的可能性。

專業醫師會根據每個人的狀況來調整，包括處理你的情緒、你的睡眠，有一些慢性疲勞症候群的患者會出現類感冒的症狀，像是頭痛、喉嚨痛、或是肩頸痠痛等等，也需要一併治療。我也建議，雖然身心疲憊，但還是要適度做每日規律的有氧運動，像是十五到三十分鐘的快走或慢跑，或是也可以經由物理治療師的評估，進行肌耐力的訓練，慢慢恢復已經弱化或萎縮的肌力。

雖然常見的罹病族群是三十至五十歲的女性，但所有成年人，甚至是青少年，都還是有可能發生，因此如果檢視自己的症狀，覺得符合上述所列出的條件，還是應該尋求專業醫師的診斷和協助，釐清可能的原因和對治的策略。患有慢性疲勞症候群的症狀是十分惱人的，很多人誤解這些症狀只是個人心理問題，甚至有些研究者認為這不是確切的疾患，不需要特別治療，因此讓有這樣困擾的人更加挫折和沮喪，很多人甚至產生嚴重的生活脫節、產生社交退縮。

疲倦以及疼痛雖然是主觀感受，但它就像是糖尿病及高血壓一樣，是確實存在的，並不代表你有懶惰病或者是心病，所以如果察覺到自己有這些問題，一定要記得尋求協助，我們應該正視這個和腦霧密切相關的症候群，並且抽絲剝繭地釐清可能的原因，加以調整及治療，這也是消除腦霧的必備工程之一。

17

怎麼躺都不對？圖解教你一夜好眠的睡眠姿勢擺位

相信很多人都有這種感覺，明明已經夠累了，好不容易上床可以睡一覺，可是一躺上床之後就發現，天啊，怎麼好像脖子也不對，腰也不對，腳也不對，然後一直翻來翻去，想要找到一個好的入眠姿勢，反而更焦慮地睡不好。

睡覺姿勢的擺放調整真的很重要，所以這裡我想要分享一些安穩入眠的姿勢擺位，怎麼樣可以在睡覺的時候，調整到一個很棒的姿勢，讓你能夠徹底放鬆地睡一場好覺。

枕頭到底要多高多低？

討論枕頭高低前，先說第一步，我們躺枕頭時，最容易犯的地雷錯誤：就是讓脖子懸空！

大家可以參照圖1，如果以平躺姿勢來說，我們頭部躺在枕頭上，千萬不要讓脖子懸空，重點是：**頭部也一定要被枕頭支撐到**，因為枕頭主要的效用，是要達到同時良好支撐我們的頭部及頸部。所以，我們的身體盡量不要躺得太下面，枕頭只有頂到頭的上半部時，因為頸子懸空，反而造成肩頸無法放鬆，這樣睡下來，會十分容易造成肩頸的痠痛。

圖 1：平躺枕頭的姿勢示範

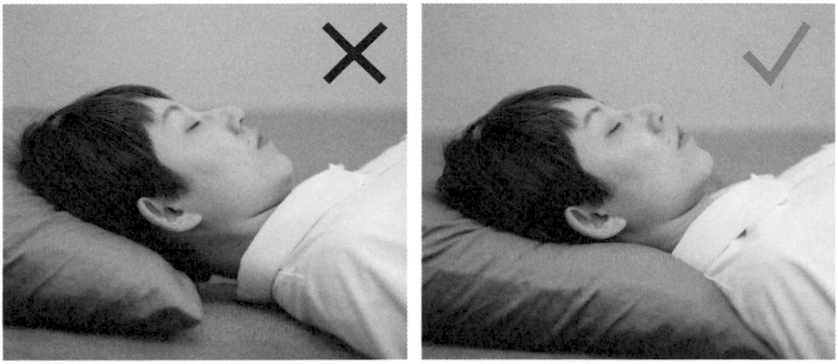

頭部懸空造成肩頸無法放鬆　　頭部和脖子同時被枕頭支撐

枕頭放的位置都調整適宜，讓頭跟頸部都有良好支撐後，再來就是利用下巴的角度，去衡量枕頭的「高度」是不是適當！

當我們躺在枕頭上的時候，頭部已經往後面掉，往後仰了，然後下巴朝天，這個就代表你的**枕頭過低**，請看第一三六頁的圖2-1。然後再觀察一下圖2-2，下巴是不是已經太靠近你的胸口，整個頭部都過於前傾，太靠近身體，下巴幾乎要頂到胸前，就代表**枕頭過高**。

所以當枕頭的高度適當，如圖2-3的樣子，下巴跟頭部的角度就很適中，這個時候的肩頸是最放鬆的。

肩頸腰背或腿部痠脹怎麼辦？利用四個枕頭徹底放鬆

當我們把頭部跟頸部，位置和高度調整好了之後，有一些人還是會覺得，平躺時，頸肩或上背痠痛，這個時候，可以利用兩個枕頭（❶和❷），像圖3這樣的交疊擺放，讓兩個枕頭形成一個能夠支撐頭頸、肩部、上背部的完整包覆體，這樣能夠有效地釋放上半身的壓力，消除肩頸的緊繃。在選擇這兩個枕頭的時候，要盡量挑選比較扁平的枕體，太蓬厚的枕體會把上半身撐得過高，那就不適宜了。

有一些腰部肌肉太緊繃的人，可能會在平躺的時候，覺得腰部懸空，沒有一個支撐，所以越躺腰越痠，這時候，我們可以拿第三個枕頭（❸），像圖4這樣，在平躺的狀態下，放在大腿跟膝蓋窩的下方，作下半身的支撐，讓我們的膝蓋跟臀部，有微彎放鬆的狀態，藉由膝蓋微彎，髖關節微彎，這樣可以使得我們的腰椎，更能放鬆平貼於床面。

第四個枕頭要怎麼用呢？當然就是拿來挽救我們痠痛腫脹的雙腿！

很多人上班需要長時間站立，或是一直走來走去，所以每次躺在床上，都會覺得腳很痠很脹，這個時候，就可以將第四個枕頭（❹），墊放在膝蓋後面到小腿下的空間，就像圖4這樣，讓整個下肢高度，能稍

圖 2：利用下巴角度衡量枕頭高度

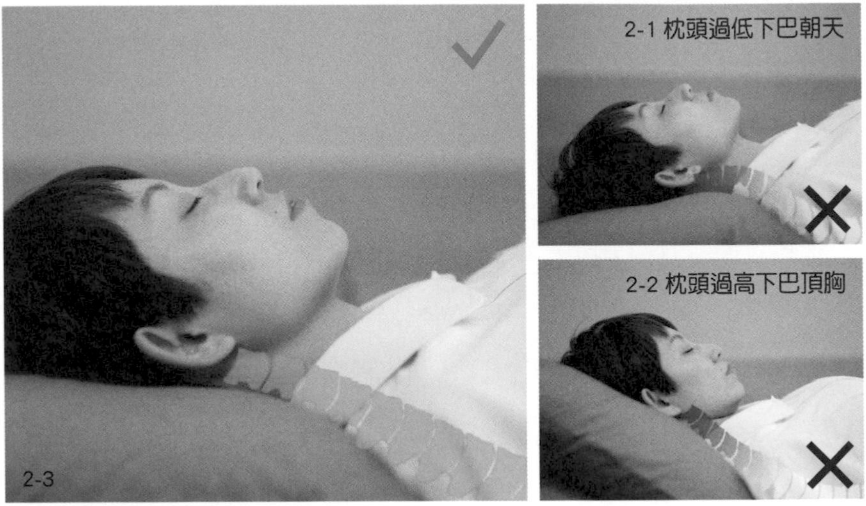

圖 3：兩個枕頭的正確擺放示範

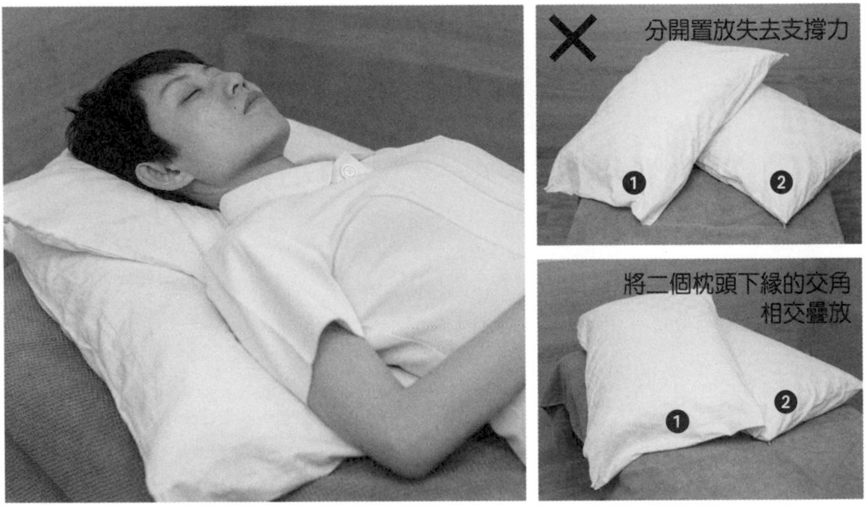

圖 4：正躺的4個枕頭擺位

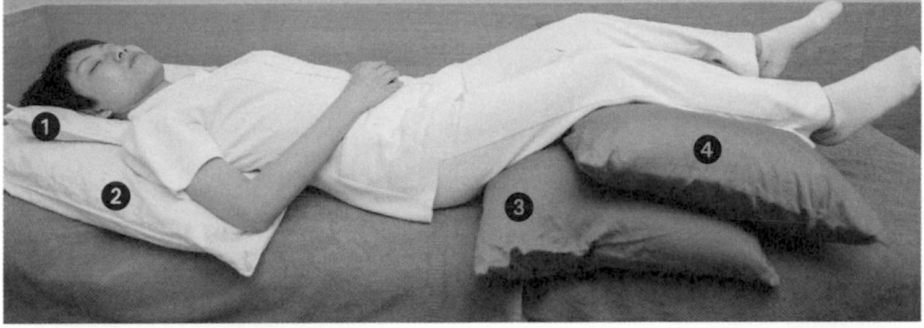

圖 5：小腿的加強版墊法

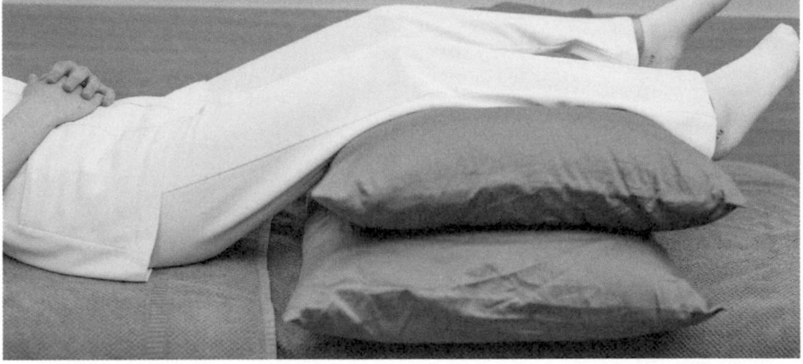

圖 6：側躺的4個枕頭擺位

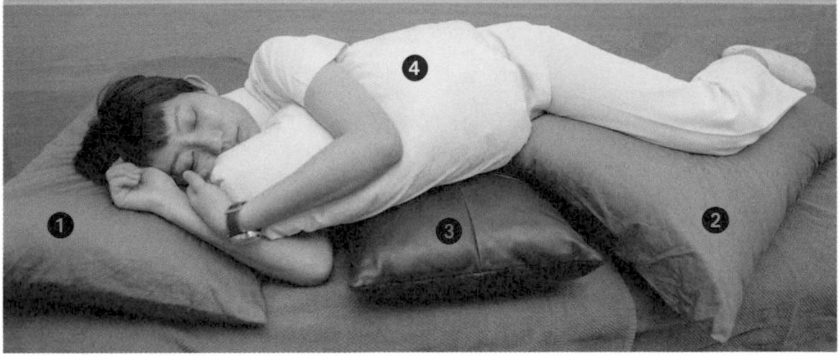

高於心臟，然後藉此增加下肢的循環，讓多餘的水分往心臟方向回流，就可以消除雙腿腫脹痠痛的現象。

▼**加強版的墊法：**可以將兩個枕頭完全交疊置放，增加枕體支撐的高度，像圖5這樣，小腿放鬆和循環促進的效果，會更好，可以視自己的需要，或是感覺舒服的程度，選擇使用加強版的枕頭置放法！

側躺的睡姿擺位！放鬆肩腰及雙腿的枕頭固定法

側躺部分，像圖6這樣，第一個是頭頸部的枕頭擺放（❶），也是注意枕頭位置和高度，讓頭頸同時被良好支撐。

第二個枕頭（❷），可以選面積大一些的，將它夾在雙側大腿到膝蓋中間，下方的腳，可以稍微往身體後方擺放，將上方的腳，稍微向前傾並適度彎曲，讓整個膝蓋和髖部，能很好地被撐起而放鬆。

第三個枕頭（❸），可以選擇小、薄一些，斜墊在靠床那邊的腰下方，因為側躺時，這側腰部通常會懸空沒有支撐，容易造成腰痠背痛。

第四個枕頭（❹），可以墊在上方那隻手的腋窩下面，環抱在胸前，這個枕頭的用處，是可以支撐上方手的肩部和手臂，避免側躺時的肩部僵硬疼痛。

特別感謝：本章節由「神經很有事」團隊，物理治療師——謝劭玟老師，共同指導審定完成。

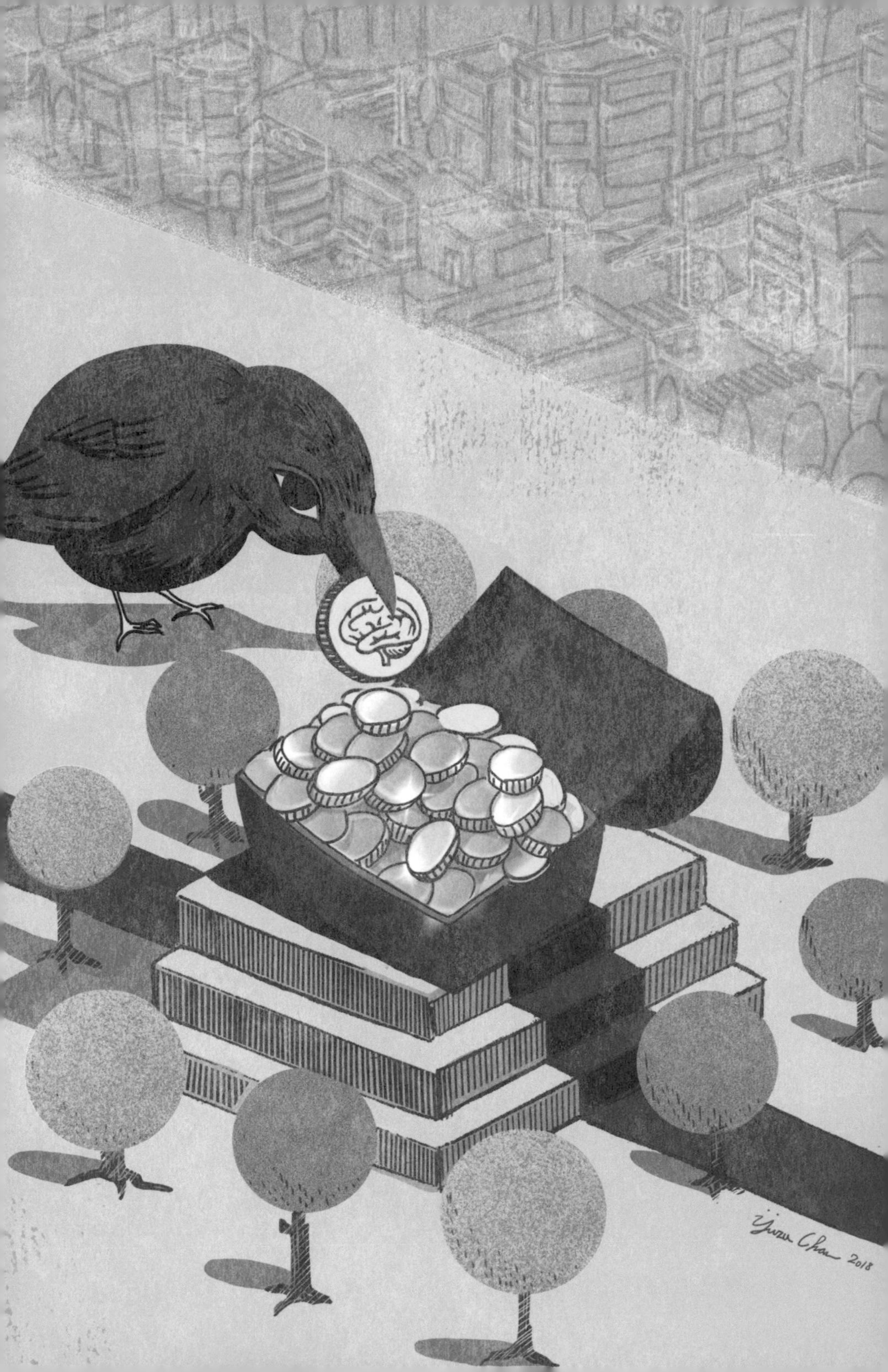
Yuzu Chen 2018

Chapter 5

舒緩神經性發炎、疼痛與腦霧！

18 疼痛和腦霧緊密相連——從「偏頭痛」說起

一直以來，偏頭痛被認為是一種良性疼痛，大家覺得頭痛忍一忍、睡一場覺就算了，以往大家也認為偏頭痛長期下來，是不會造成腦部和心血管功能傷害的，但隨著腦部影像和血管功能檢測的發達和普遍，臨床醫師在偏頭痛患者腦部發現點點雪花——**「腦白質病變」**（**Cerebral white matter hyperintensitie**）的機會並不少見，往後發生心臟病和腦中風的風險也較健康人來得高。

我的博士研究也顯示，台灣偏頭痛的病人，罹患腦白質病變的風險確實比不會頭痛的人高，台灣有將近七成的偏頭痛病人具有腦白質病變，將白質病變進一步作體積量化的分析，在對照組控制了性別、年紀和其他血管危險因子，也就是將這些危險因子都做了統計上的控制之後，發現偏頭痛患者的白質病變體積含量，**仍大約是健康者的三倍之多！**

接下來你一定想知道，為什麼我們要提到「腦白質病變」？這跟腦霧有什麼關係呢？

頭痛患者的腦雪花──「腦白質病變」是什麼？

缺血性的腦中風，大家都熟悉，是腦部細胞產生「**急性**」的缺氧反應造成的，通常因為血管的阻塞，導致供應腦細胞的血流產生異常。就像水管不通，水流就流不到我們要傳輸的目的地一樣，腦細胞因為沒有氧氣和養分供應，導致進一步的凋零和壞死。

腦白質病變的起因，就類似這樣的缺氧反應，也是腦細胞因為缺乏正常供氧，和受到外來傷害所導致的細胞凋亡。它在特殊的腦部影像檢查中（核磁共振影像的T2-weighted和FLAIR序列），看起來像雪花一樣一點一點白白地分布在腦部中，只不過相對於「急性」腦中風，腦白質病變的原因通常來自於「**慢性**、**反覆**」的受損，多數學者認為和血—腦障壁（Blood-brain barrier）的破壞和慢性的小血管病變相關。

「血—腦障壁」是我們身體保護腦細胞的城牆（圖七），它可以隔絕大部分來自血中的毒素或微生物，只選擇性地讓大腦需要的養分通透到腦細胞中。當然，當這堵高牆被不正常的血流壓力衝破，或是被發炎物質攻擊的時候（我們在第一六三頁會詳細說明這些物質怎麼來的），勢必會對城牆中原本被守護著的腦細胞造成傷害。

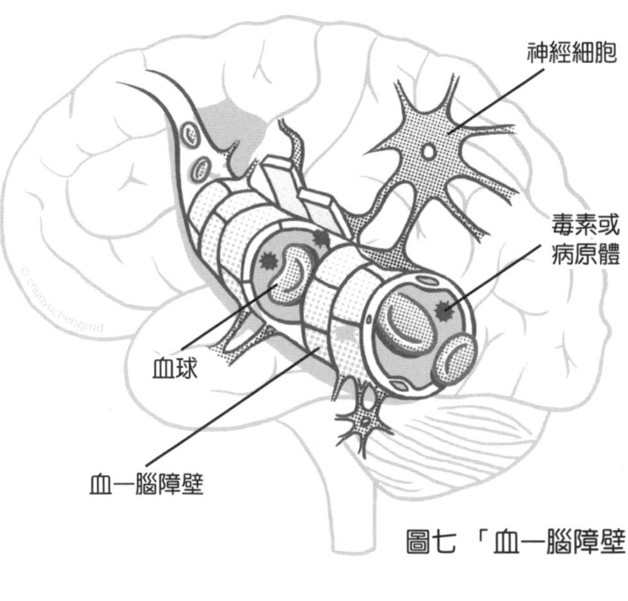

圖七 「血—腦障壁」如何保護腦細胞

疼痛和大腦的實質傷害密不可分！

罹患腦白質病變在大型研究中，發現和未來發生中風，失智症及死亡的機率息息相關！這就是我們擔心的，代表這一點一點的腦中雪花，絕對不是什麼好東西，而且它的出現也直接代表我們的腦細胞處於受損狀態。

難以想像的是，通常偏頭痛的族群，年紀不算高齡，也不一定有高血壓、糖尿病等問題，腦白質病變居然會出現在偏頭痛族群中。

在我的博士研究中，發現台灣偏頭痛的病人，平時頭痛得愈頻繁，或痛的程度愈劇烈，腦中所測量到的白質病變量也會愈多，雖然我們不知道其中的因—果關係，真的是疼痛導致了腦傷嗎？但這些發現都讓我們必須正視，疼痛和大腦的實質傷害密不可分。

偏頭痛的病人，總是在門診向我抱怨，自己的記憶力大不如前，問我要怎麼改善工作的專注和思考理解力大大退化的問題，或是該如何解決自己的腦袋總是混沌、無法專心思考的毛病。也許科學研究還無法確認，偏頭痛病人未來罹患失智的風險到底會不會增高（這個問題讓很多科學家傷透腦筋，也吵翻天了），但至少我的臨床經驗可以確認，**許多慢性頭痛和疼痛的人，的的確確都深受腦霧的困擾**，而且甚至因為腦霧影響了他們的生活和工作。

我時常聽病人說，痛他可以忍，但無法好好專心工作，他實在快要考慮留職停薪或是乾脆辭職了！而在疼痛的狀況被好好治療及調節之後，多半腦霧現象就會跟著明顯地改善和緩解。

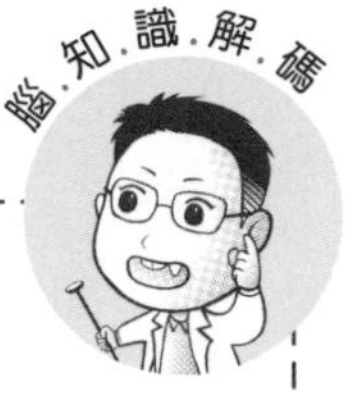

大腦最強守門員——血腦障壁！

血—腦障壁（blood-brain barrier, BBB）可說是最強守門員，幫我們阻擋有害物質進入精密的腦內，只讓氧氣、二氧化碳、葡萄糖等必需品進出大腦，隔絕有害的毒物包括微生物、細菌及化學物質等，使我們的腦細胞不受傷害，維持中樞神經系統保持在穩定的狀態。

在十九世紀末，科學家保羅・奧利克（Paul Ehrlich）在一個染色實驗中將染劑注入小鼠的血液循環中，發現除了腦部以外的器官全都被染色，直到一九六〇年代高倍電子顯微鏡用於醫學研究時，這個神祕的障壁終於被清楚發現。

但當大腦生病需要藥物治療時，這樣強大的守門員卻可能成了負累。如腦部發炎、巴金森氏症、阿茲海默症、癲癇、憂鬱症等疾病在治療上受到很大的阻礙，就是因為現有的治療藥物中，有高達近八至九成是無法順利穿透血腦障壁的，導致腦部的疾病在藥物治療上的困難。

好消息是，近年科學家們開始有很多的新突破，包括美國科學家利用無害的病毒當媒介將藥物帶入腦中，日本研究團隊開發運送藥物至大腦的超微型膠囊。期盼未來有更多的研發，可以成功將有用的藥物運送突破這最強守門員——血腦障壁。

19 腦霧、疼痛、失眠、情緒的鐵四角關係

受慢性疼痛困擾的人中，高達六成曾經出現健忘失神的腦霧現象。

「慢性疼痛」指的不只有慢性頭痛，還包含像「纖維肌痛症」（Fibromyalgia）這種神經性失調的全身疼痛症（在第一六八頁中我們會詳細說明這個全身疼痛症），還有退化性、風濕性關節炎，或是瀰漫性出現肌肉筋膜疼痛發炎症候群（Myofascial pain syndrome）的人，常常肩頸、腰背全身痠、麻、痛，都有可能會出現頻繁的腦霧現象。

很重要的原因，來自於**「腦霧」**、**「疼痛」**、**「失眠」**、**「情緒」這四者之間失衡的關係**，這四者在我的臨床經驗中，幾乎就像是鐵四角關係，彼此緊緊相扣、互相影響（圖八）。這四角形的四個頂點，假設有

任一個點產生問題，那其他三個點就一定會像骨牌效應一樣，接續著受到牽連，所以換句話說，要讓某個問題獲得好轉，譬如想要讓腦霧順利消除，絕對不能忽視疼痛、情緒、睡眠一起造成的影響，如果可以的話，必須一起調理或治療，身心才能真正有效率地進步。

疼痛和睡眠障礙

疼痛本身常常會合併睡眠障礙，有高達八成的慢性疼痛患者會出現睡眠不良的問題。

我們在第四章提過，一旦睡眠長期反覆

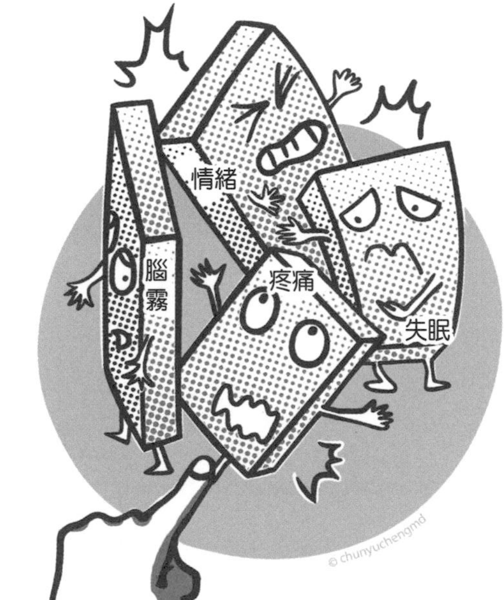

圖八 腦霧、疼痛、失眠、情緒的骨牌效應

地受到干擾，我們的大腦三原力——專注、記憶和思考理解力就會開始產生退化，疼痛的人通常會感覺，早上起床的時候，腦袋好像無法順利甦醒，身體的疲倦也沒這麼快恢復，醒來之後還是混混沌沌。

我的疼痛個案常在門診向我抱怨，常常因為疼痛的干擾，導致無法順利入睡，躺在床上，頭就一脹一縮地跳動疼痛，或是翻來覆去喬不到一個讓腰痠背痛緩解的姿勢，甚至半夜痛醒或是麻醒，無法安穩地一覺好眠，長期惡性循環之下，因為睡不好，又會加劇疼痛的發作和疼痛感知，一覺醒來往往全身更加僵硬痠痛。

隱形殺手「疼痛」的憂鬱和焦慮！

疼痛時常會合併產生情緒的問題，像是憂鬱或焦慮，有研究發現受慢性疼痛困擾的人，比一般人有高達四倍的機會容易出現憂鬱情緒。

在我的臨床經驗中，這個高風險除了和疼痛本身有關，最大的原因還是在於疼痛的經驗，多半不能被好好理解有關。

> 疼痛就像「隱形病」，外觀看不出什麼異狀，但當你處在頭痛或是疼痛當中，我們必須花費很多力氣去忍耐跟調適疼痛帶來的不舒服。

這些堅持跟努力，都非常耗損身心的能量。為了讓自己可以繼續辦公開會、講電話、打報表、使用電腦，一整天下來，腦袋和心智很容易因為疲乏而當機、斷片，但偏偏外人不見得能看見疼痛對自己身心造成的影響，同事叫了你好幾聲都沒有聽到，就像你活在自己的世界裡面，**就可能會因此被貼上難相處的標籤**。

好幾次疼痛個案在我的診間潸然淚下，原因都是同一個，就是他們的疼痛無法被家人、伴侶或是同事諒解，甚而因此被怪罪和誤解。所以我想要為他們發聲，說說心裡話，當一個人告訴你，他罹患了失智，通常我們一定不會覺得他有假裝失智的可能性吧？但一個深受慢性疼痛糾纏的人，卻時常經歷被誤解的難堪，「這應該是想要引起別人注意的手段吧？」「你是不是得憂鬱症了啊？有病就去吃藥！」

診間每天往返許多慢性頭痛、纖維肌痛症、慢性疲勞症候群及嚴重經前症候群的個案，看著他們深受慢性疼痛折磨，但我知道，真正能擊倒他們的，通常不是疼痛本身，而是旁人不經意說出的一句不尊重的話，往往讓他們椎心刺骨，甚至失去治療動力。曾有慢性頭痛個案，因先生總覺得太太在裝病，連看病的藥費都嫌浪費，為了避免先生的責難，索性不治療了。我再見到她的時候，才剛從精神科病房出院，原因是受不了疼痛的折磨，企圖自殺未遂，被強制送進精神科住院。

在慢性疼痛的狀況下，長期與疼痛抗戰的路上，憂鬱或焦慮的情緒，的確會時常反覆地出現，因為「腦霧」、「疼痛」、「失眠」、「情緒」這鐵四角之間失衡的骨牌效應，會更加重疼痛對大腦三原力的傷害，造成腦霧的現象，因此，緩解慢性疼痛才能拯救腦霧！

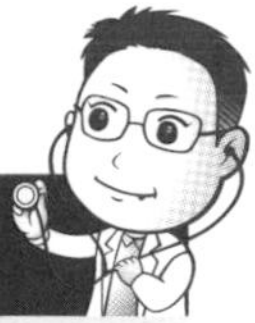

破.解.腦.迷.思

Michael Jackson 是疼痛鬥士！

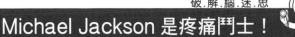

每年的六月二十五日是 Michael Jackson（麥可・傑克森）逝世周年的日子，在他活著的時候曾被許多人誤解批評，但當我們仔細檢視他的生命，會發現他其實是位疼痛鬥士。他在一九八四年拍攝廣告時，被煙火特效大面積地灼傷了頭皮，自此之後就算傷口看似癒合，但疼痛卻如影隨形，必須仰賴大量的止痛藥和鎮靜劑，舒緩難耐的疼痛。

這就和疱疹病毒感染後的神經痛一樣，雖然感染褪去了，但神經痛卻揮之不去，因為在受傷的當下，疼痛神經已經產生質變的損傷，留下深刻的疼痛後遺症。疼痛就是這樣的隱形病，外表看起來沒事，但疼痛卻在體內撕裂著。這篇短文想要對 Michael Jackson 致敬，也對如他一般的每一位疼痛鬥士致敬，我們能做的，就是用正確的理解，取代對疼痛的誤解，用正視疼痛的問題，來取代忍耐和抱怨。

停止誤解，誤解疼痛其實沒什麼大不了嗎？更多理解，歷經疼痛的每一天，我們都正在努力讓自己能活得更好。

然後，你的身體由你自己救，不要再忍耐。

20

疼痛會改變大腦的功能和結構

疼痛和大腦的損傷密不可分，這就是為什麼要消除腦霧，我們一定要好好正視疼痛反覆地在我們身上所造成的影響。

讓我們先從一個大腦萎縮的研究說起。

疼痛和「大腦結構的萎縮」

科學家發現，慢性疼痛的人，大腦比較有可能萎縮，比起一般人，特定腦區的體積大約萎縮了百分之五至十一。你可能會問，這樣很多嗎？這個萎縮的體積，如果以正常老化的速度來換算，是需要將近十至二十年才會累積的萎縮程度，**也就是相當於大腦就這樣老了十至二十歲**，也等於有成千上萬個神經細胞就此凋亡。

更精確地說，這些腦萎縮的現象大部分都集中在大腦的背外側前額葉皮質（Dorsolateral prefrontal cortex），聽起來是一個好複雜的專業名詞，但只要了解這個腦區域的功能，就能理解這個腦區的萎縮跟腦霧是息息相關的。背外側前額葉皮質能協助我們進行問題解決以及推理等等，它就像我們的大腦偵探，也和其他大腦區塊互相有緊密連結，幫助我們統合注意力、記憶、動作以及情感的行為表現。（圖九）

圖九 背外側前額葉皮質的功能

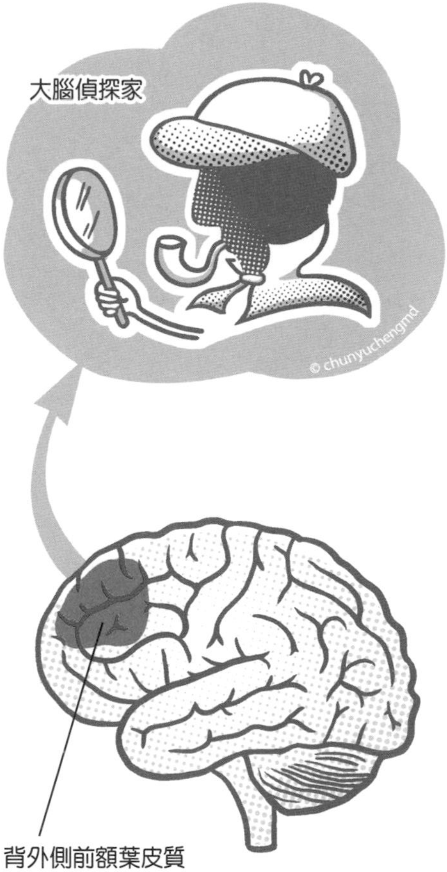

說到這，你一定也能夠把疼痛相關的腦萎縮跟腦霧現象連結起來了。而且科學家發現，疼痛的時間愈久，腦萎縮現象愈明顯，這和我在第一四三頁提到的腦白質病變研究是十分雷同的。**我們發現痛得越久，腦白質病變的含量會比較多**，雖然我們無法確認因—果關係，但再一次地，我們必須認知讓自己免於疼痛，是免於腦萎縮和腦霧的重要關鍵之一。

疼痛和「工作記憶功能的退化」

研究發現，當我們處在疼痛中，專注力和工作記憶的表現會明顯變差。工作記憶（Working memory）是我們在進行認知和學習過程中，對訊息的「暫存」與「處理」的能力。當這個能力受損的時候，想當然，記憶、思考理解力和專注力都會受到影響，也因此這個能力的缺損和腦霧症狀十分相關。

所以，無論大腦的結構或是功能的異常，都和疼痛息息相關。這也是為什麼，疼痛的人總是禍不單行，當開始有了一種疼痛問題，就很有可能獲得其他疼痛症候群的通關門票。譬如先是有頭痛的問題，再來就開始接續出現肩關節發炎或是頸部痠痛的困擾，很容易產生許多合併的疼痛症及身心失調症狀，背後的確是因為大腦已經產生了結構上和功能上的實質變化了。

因此，想要終止疼痛和腦霧互相之間的惡性循環，一定要從好好治療疼痛切入，緩解疼痛絕對是治療腦霧重要的著力點。

疼痛是身體重要語言，要「警覺」而不是「忍耐」！

很多人覺得，我很強我可以撐住，這個痛有什麼了不起，疼痛怎麼會傷得了我，也因此長期用「忍耐」來面對身體各式各樣的疼痛，包括頭痛、肩頸腰背的痠痛等。實際上，疼痛是身體給你的訊號，如果你把這些訊號都放掉，最後，身體就要用更大的警訊來提醒你了。

身體是很活的，你沒有好好地對它，它就會用一個疼痛訊號來提醒你，也許該好好檢視自己的生活作息，或是飲食習慣，或是身體有一些問題已經悄悄惡化，但如果都不管，到最後它只好用更大的訊號來提醒你，那通常都是我們更不想要的，譬如嚴重的感染，或是內分泌失調，甚至是嚴重的腦心血管疾病，譬如中風或心肌梗塞。

「疼痛不能拿來忍耐」，它是一個警訊，所以我們要拿來「警覺」。雖然身體不會跟我們說話，但是它有一個非常非常重要的語言，就是「疼痛」，如果我們把疼痛，當作身體重要的語言，它會為你傳遞非常珍貴的訊息，所以仔細聆聽身體的疼痛，你會知道你的身體想要告訴你的話。

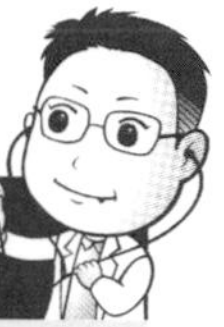

破.解.腦.迷.思

頭痛會使你陷入腦霧而「失能」!

頭痛是很常見的毛病，自己或是身邊的親朋好友，一定有人常常頭痛，所以我們常常聽到有人這麼說：「頭痛這麼普通的問題，藥房買買止痛藥就好了吧?!」「頭痛這種小問題我可以忍耐啦！」

但頭痛真的只是這樣的小問題嗎?被你輕忽和忍耐的頭痛，可能會使你陷入腦霧而產生「失能」!因為頭痛會導致我們：

- 容易暴怒或憂鬱：頭痛的時候會讓我們情緒失衡，容易暴怒、失去耐心，情緒也會變得焦躁或低落，甚至變得鬱鬱寡歡，對什麼事都提不起勁。
- 工作或學習效率差：長期疼痛會讓我們的專注力下降，想快也快不起來，出錯率反而提高，做起事來事倍功半，效率變得很差。
- 暴食或厭食：頭痛發作時，會直接影響食慾和腸胃蠕動，有人會反胃、食不下嚥，少數人則會狂吃甜食來平衡疼痛帶來的苦悶。
- 記憶或溝通能力退化：良好的溝通仰賴我們能快速察覺對方的意

思，當我們的理解力和記憶力，因為疼痛而下降時，我們可能會變成一個無法與人好好相處的怪咖，也容易丟三落四，為自己和身邊的人帶來困擾。

- 疲倦嗜睡：頭痛時會因為肢體活動而更加不舒服，身體也會比較容易疲倦或痠痛，因此常常必須請假在家和臥床休息，因而時常缺席生活中的社交活動，久而久之容易被誤會是一個偷懶和孤僻的人。

被你輕忽和忍耐的頭痛，其實會使工作、學習、家庭和人際關係受到不少傷害。當你因小事就對孩子或家人大發雷霆；無法好好跟上司或同事溝通；因活動而導致疼痛加劇，只好癱在沙發或床上休息，當被旁人誤會和怪罪時，這樣的日子，真的好過嗎？

頭痛雖然不會影響生命安全，但頻繁長期地發作，止痛藥的效果也不好的時候，記得別輕忽和忍耐下去了。正面迎擊你的頭痛，給自己一個改善頭痛的機會，還給自己一個清爽無痛的健康新生活吧！

21

疼痛會帶給你一顆發炎的大腦

「發炎」（Inflammation）是什麼？

我們先來聊聊到底什麼是「發炎」？今天當你的手不小心被車門夾到了，這個時候你的手指會開始**變得紅、腫**，然後開始**出現發熱和疼痛**的感覺，所以我們的身體經歷疼痛的感覺時，多半當下都正處於發炎的過程中。

當我們的身體任何一個部位，受到外傷或是病原體、毒素侵入，甚至是當免疫失調時被自己的免疫細胞攻擊，最立即的生理反應之一就是「發炎」。它其實是一個保護我們的機轉，透過血流的增加將壞的物質帶走，並且將好的修復因子帶到受傷的部位。一般情況下，短暫、

急性的發炎是有益的，是我們人體的自動防禦機制，但某些原因下，當發炎反應轉變成慢性而且反覆發生的時候，事情就大不妙了。

舉一個很典型的慢性疼痛疾病為例——類風濕性關節炎（Rheumatoid arthritis），它是一個自體免疫性疾病，當免疫失調時，免疫細胞會攻擊自己的身體器官。這個疾病不只會侵犯我們的關節，連皮膚、血管、心臟都會產生發炎反應，所以是**全身性的發炎疾病**。

如果我們特別檢視這群類風濕性關節炎的病人群，研究顯示，處於這樣慢性疼痛的人，在**執行功能（Executive function）的表現會明顯退化**，而且愈痛，執行能力就會愈差。「執行功能」是指一個人專心於目前所做的事，以完成某個目標的能力，這個能力主要能讓我們控制衝動來維持注意力，以及讓我們能彈性應變使工作更有效率。因此執行功能的退化，就會帶來大腦三原力的缺損，導致腦霧現象。

慢性發炎會讓大腦的執行功能退化，是為什麼呢？

身體疼痛發炎，會波及大腦也跟著發炎

大家會想，難道身體其他部位的疼痛和發炎也會波及大腦的功能嗎？是的，這是因為發炎反應中有一個重要的步驟，身體會分泌一種叫**細胞激素（Cytokines）**的物質，它是一種訊號傳令兵，為的是提醒身體其他的部位，我們有一個村落受到攻擊了，請調用支援部隊來幫忙補給和防衛。細胞激素可以刺激身體製造其他物質來增加免疫力，也可以幫助細胞的生長，促進細胞活化，指引白血球（也就是身體的作戰兵）往該受傷處聚集移動，幫助白血球摧毀其他外來物。

但如果你的身體長期、反覆處於發炎反應，細胞激素被大量、長時間的分泌，這些物質就會成為讓大腦跟著產生不良反應的罪魁禍首。

我們在第一四四頁提過，「血—腦障壁」是保護精密大腦的重要高牆，而這些發炎中所大量產生的細胞激素，會直接突破血—腦障壁的

防線，直搗大腦，同時也讓許多原本被血—腦障壁隔絕的有害物質跟著流進大腦中，進一步地誘發我們的大腦，產生神經性的發炎反應（Neuro-inflammation）。

這也就是為什麼身體周邊組織的慢性發炎，會使大腦也開始發炎！

大腦的神經性發炎會導致腦霧！

大腦的**神經性發炎反應**（**Neuro-inflammation**），已經被許多研究證實，是造成失智症的重要機轉之一。

要了解大腦的發炎反應，一定要知道大腦中的小巨人——「微膠細胞」（Microglia），它是腦部的一種免疫細胞，因為對於大腦的健康十分重要，陸續被發現與許多難以治癒的疾病，像失智症、巴金森氏症或是憂鬱症，都有密切關係，所以才有腦中小巨人的稱號。

微膠細胞造成神經發炎的過程（圖十）

❶ **正常狀態**：一般的正常生理反應中，當微膠細胞偵測到腦中有外來的異物時，會開始變形而且處於活化狀態，它會去攻擊並且設法吞噬清除外來的毒素，微膠細胞在正常情況下，**可以促進神經的修復**。

❷ **過度活化**：但如果微膠細胞遇上了像類澱粉蛋白（Amyloids）這種並不容易被順利清除的沉澱物，或是在身體慢性的發炎狀態中，因為發炎反應持續發生，微膠細胞會開始被過度活化，並且**大量分泌細胞激素**，想要一舉殲滅這些外來物。

❸ **造成腦傷**：微膠細胞處於過度活化的狀態時，會適得其反地過度分泌細胞激素與神經毒性物質，結果反而引起了**神經細胞的損傷**，偏偏在阿茲海默症（失智症的一種）、和巴金森氏症等退化性神經疾病個案的神經系統中，都可以觀察到大量類澱粉蛋白的沉積，所以微膠細胞就會持續活化，想要清除這些壞東西。

圖十 微膠細胞造成神經發炎的過程

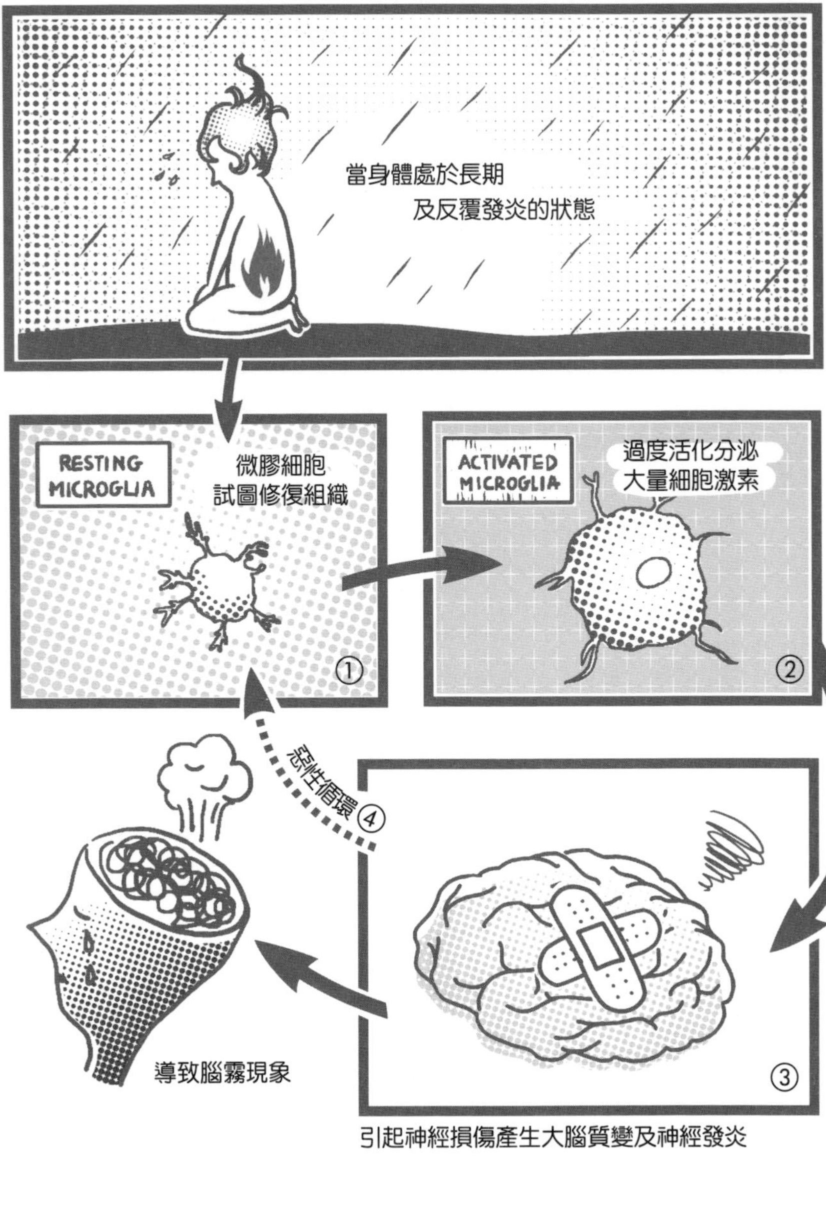
當身體處於長期
及反覆發炎的狀態
RESTING
MICROGLIA
微膠細胞
試圖修復組織
①
ACTIVATED
MICROGLIA
過度活化分泌
大量細胞激素
②
③
引起神經損傷產生大腦質變及神經發炎
導致腦霧現象
惡性循環④

❹ **惡性循環：**當神經細胞損傷後又會使微膠細胞進一步的活化，試圖修復受損的組織，然而「微膠細胞過度活化」——「慢性大腦神經發炎」的惡性循環，就是這樣接續發生的。這些大腦發炎的苦主，其中之一就是掌管大腦三原力，專注、記憶和思考理解力的重要腦區，細胞損傷後便帶來了腦霧問題，甚至導致失智。

這也就是為什麼，無論是頭痛，或是身體周邊組織的疼痛，或是像纖維肌痛症這樣的全身疼痛症，甚至是我們前面提到的自體免疫疾病，如類風濕性關節炎，都必須要及時適當地介入治療，避免我們的神經細胞受到進一步的質變和危害。

22

經常合併腦霧的神祕全身疼痛纖維肌痛症！

女神卡卡（Lady Gaga）在二〇一七年，因為全身的疼痛，曾經一口氣取消了好一段時間的表演行程，她在自傳式的紀錄片中也向我們揭露，自己一直和全身疼痛奮戰，她提到這個疼痛發作時，會讓她腦袋當機無法思考，情緒低落、自我懷疑，甚至產生妄想。而她所罹患的，就是這個神祕的全身疼痛症——**「纖維肌痛症」（Fibromyalgia）**。

纖維肌痛是影響肌肉、韌帶和肌腱的慢性疼痛病症，通常我們會感受到廣泛慢性和持續性的疼痛，多半會有深部肌肉疼痛、痠痛、僵硬、或灼熱的感覺，在手臂和腿部也可能感到麻木或異常刺痛。這個疼痛症多數患者都會合併出現腦霧現象，由於纖維肌痛症的英文是Fibromyalgia，和它相關的腦霧也常常被稱作纖維霧（Fibro Fog）。

公主病和隱形病的暱稱？

「全身這裡痛那裡痛，總是像感冒一樣好疲累喔！」「一覺睡起來，身體還是感覺十分疼痛和僵硬。」因為纖維肌痛症的症狀，常常會讓這個疾病的患者遭受誤會，認為是禁不起磨練或是承擔不起壓力的草莓族，所以先提醒大家，**以後千萬別再用這兩個錯誤的暱稱了！**

纖維肌痛症這個病並不是罕見疾病，每一百個人就會有兩個人容易罹患纖維肌痛症。纖維肌痛症又被暱稱為「公主病」，就是因為這個病好發在三十到五十歲的女生朋友，而且纖維肌痛症又很常被暱稱為「隱形病」（Invisible disease），是因為這個病一直到目前為止，醫學上還沒有確切的影像或是抽血檢查可以診斷，通常需要經由有經驗的神經內科、疼痛科或復健科、風濕免疫科醫生，經由臨床的症狀來診斷。

你會全身肌肉和關節多處疼痛，常常還伴隨睡眠障礙、疲倦感、腸胃道不適、頭痛、和情緒低落嗎？一起接下去自我篩檢！

纖維肌痛居家篩檢三核心

在臨床上有纖維肌痛症診斷的標準，但在此和大家分享簡易居家篩檢方式。一般來說，如果出現以下三個核心症狀，就要小心：

- **明顯、異常、而且敏感的壓痛：**我們怎麼確定自己有異常壓痛呢？可以請你的家人或朋友壓壓自己的手，如果他壓自己不痛，可是當他用一樣力道壓你時，你卻可以感受到明顯壓痛，這就是敏感的壓痛出現。這些壓痛感會出現在全身的各處位置，從頭到腳；譬如顳顎關節、肩頸或者是胸口、手臂、大腿、小腿、背部，都有可能。
- **多元的合併症狀：**第二個核心症狀其實也是纖維肌痛症最惱人的地方，就是除了壓痛之外，還會合併各式各樣的身體不舒服，包括情緒異常地低落或是不穩定；可能會有睡眠障礙，常常覺得睡醒還是有疲累感；也可能合併頭痛跟肚子絞痛，腸躁症也很常發生；另外也有專注、記憶和思考理解力下降的問題，覺得腦筋混混沌沌，好像很不清爽，就是我們一再強調的「腦霧」現象。

● **慢性、反覆的發生**：就是當第一點「全身壓痛」和第二點「合併症狀」，同時發生了**三個月以上**，這時候就要特別注意，因為代表這些症狀已經明確地出現，而且造成生活上的困擾。

懷疑有這些問題之後，也先不用太緊張，**這只是初步檢測，還是必須經由專業醫師做檢查和診斷才能確認病情**。

纖維肌痛症的原因

神祕的纖維肌痛症，到底是由怎麼樣的病生理機轉所導致的？

我們會感知到過多及嚴重的疼痛，其實是我們的疼痛感覺訊號被異常地放大，這個不正常的神經放電以及敏感化，通常會由多重的原因一起合併發生而導致，最有可能來自於二大領域的失調：

- **第一個是先天的體質**，代表的是先天的基因異常，通常是家族家人所遺傳給我們的，就像高血壓體質一般，我們並沒有吃錯什麼或做錯什麼，生下來的時候就決定了有這樣的體質，到了一定的年齡或受到外來因素誘發，就會發病。
- **第二個是後天身、心的創傷**，有可能發生一場非常嚴重的車禍或是感染症，又或者我有不少個案都是在至親過世後發病的，經歷了一場痛苦又難過的低潮，這些生理及心理的刺激，就有可能誘發這個疼痛症活化。

調理疼痛的方法——適用所有慢性疼痛狀況

這裡跟大家分享，如果有任何的慢性疼痛問題，我們該如何調理自己的疼痛體質呢？這是所有慢性疼痛都可以適用的方法（圖十一）：

圖十一 慢性疼痛的調理原則

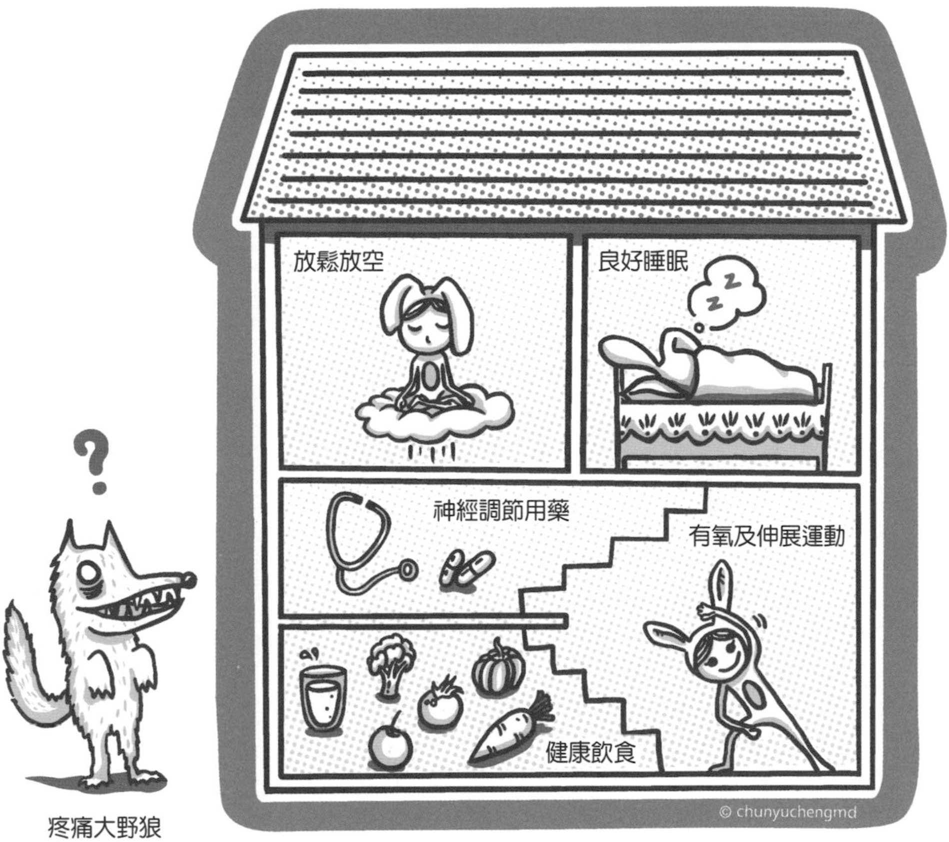
放鬆放空
良好睡眠
神經調節用藥
有氧及伸展運動
健康飲食
疼痛大野狼
© chunyuchengmd

▼**注意飲食：**

有些東西千萬要忌口，譬如說**咖啡因或酒精**。因為疼痛症個案本身的腸胃系統就不太好，容易有腸躁症或者是胃食道逆流，飲用咖啡因跟酒精就容易觸發腸胃道不適，而且也容易誘發神經不平穩。另外像人工添加物，尤其是**味素（味精）**的攝取，一定要很小心，因為這些東西也會讓疼痛容易活化。盡量避免**麩質（Gluten）**的攝取，麩質是容易在大小燕麥的產品中看見的成分，所以麵包、披薩或是麵類都要小心。在第一八六頁，我更詳細地分享疼痛的人該如何注意飲食調整。

▼**平衡、適度的運動：**

疼痛的個案在進行運動時，我會建議在運動時要多加留意兩件重要的事，一個就是請盡量做緩和的有氧運動，第二個就是採取短時間但是規律、漸進的方式。

請不要突然有一天心血來潮，做了時間很長、強度很強的運動！在核心肌群或肌耐力不夠好的狀態下，可能造成身體多處的運動傷害。

循序漸進的有氧運動：像是騎單車、游泳，或是快走、慢跑，每周三次，一次持續三十分鐘。太極拳和瑜伽結合的放鬆運動，也有幫助。

合宜的肢體伸展和鍛鍊：進一步和物理治療師合作，接受個人化的指導做進階的肢體伸展和肌耐力訓練，也能安全地協助我們增加肌肉耐受度，減少疼痛機會。在二六六頁，我們分享了居家自我伸展的一些簡易動作，想要進行拉伸運動的朋友，可以從書中講解的動作開始做練習。

▼增加放空跟放鬆的時間：

上班族平常工作壓力大，尤其像職業媽媽們，除了平常工作之外還要帶小孩，二十四小時都處在非常高壓而且忙碌的狀態，這些容易造成神經緊繃的情境，都有可能進一步誘發疼痛發作。

要盡量避免誘發疼痛和增加敏感度的情況：例如焦慮或壓力、睡眠不足、運動傷害或暴露於寒冷或潮濕的環境。平時要刻意安排能夠讓身心舒緩的時間或活動，就算只是發呆無所事事地喝杯下午茶，讓自己能適時脫離壓力緊繃的情緒，也會幫助疼痛獲得舒緩。

▼接受神經調節藥物治療：

大家一定會想，吃藥?!那我是不是要吃很多的止痛藥啊？在這裡幫大家澄清一下迷思，**治療疼痛並非就是吃止痛藥**，實際上很重要的是疼痛神經調節藥物的使用，譬如纖維肌痛的症狀，對傳統止痛藥反應不好，必須要配合能夠對神經或肌肉筋膜有調節作用的藥物，才可以有效地緩解疼痛或僵硬。

配合改善睡眠和情緒調節的用藥，也會對疼痛有不錯的緩和效果，這是因為我們在一四八頁提到「腦霧」、「疼痛」、「失眠」、「情緒」這四者之間的鐵四角關係，這些藥物能夠幫助你緩和疼痛的感受，也能幫助你平衡疼痛神經的放電，當疼痛、情緒、和睡眠這三點都控制地十分好，疼痛症的病人才能夠大幅度地改善生活品質。

纖維肌痛雖然不會致命，但長期的疼痛和疲勞卻會使人十分不舒服，我們要理解治療慢性疼痛和疲勞是沒有「快速治癒」的捷徑，必須長期而且多方面的調理，而經由良好的治療與調適之後，大部分的人都能獲得疼痛的改善。

Lady Gaga在Netflix原創的紀錄片《五呎二吋》（*Five foot two*）裡，真實地記錄自己在上台表演之前，有時會需要打止痛針，來讓她維持正常上台的能量，所以我們不難想像，其實疼痛症的個案，每一天都在跟自己的疼痛努力地奮戰著。在這裡想要邀請大家，和我一起來正視跟了解纖維肌痛症，並且不要再用公主病或隱形病，這種帶有歧視意味的別名，來看待這些其實正在為自己的生命奮戰的鬥士。

23

止痛藥也救不了！檢視六種「危險」頭痛

陳先生和他的女友一同進到我的診間，左側的頭痛已經延續一星期了，吃了好多止痛藥，卻不見好轉。陳先生捧著他左側的頭，十分疼痛地對我說：「以前偏頭痛睡一覺就好了，這幾天卻痛得好厲害，到藥房買了止痛藥吃，怎麼還是沒有好？」他的女友補充說：「前陣子小感冒，所以睡得不太好，但吃了藥感冒症狀都已經緩解，卻開始頭痛。」

頭痛是很常見的毛病，有些人不只自己有，家人也常常和自己一樣有頭痛的問題。也因此頭痛發生時互相分享止痛藥，吃吃就不去理會它了，但你知道，嚴重的頭痛發作時也不是吃止痛藥就能減緩的；**頭痛也可能是腦瘤、腦出血、中樞神經感染的常見症狀**。

別總是當作良性偏頭痛！

我發現陳先生的左側臉頰有些腫脹，神經學檢查時，他的左耳對音頻感知變得不太敏銳，拿起耳鏡準備往內一瞧，先是陳先生大叫了一聲痛，仔細檢查，發現他的耳道嚴重發炎，還出現了許多紅疹和大小不一的小水泡。檢查結果發現陳先生這次的頭痛並不是偏頭痛，**而是感染了疱疹病毒（俗稱皮蛇）！**

疱疹病毒感染的特點是，在發生皮疹「前」的三至五天會在局部先產生抽痛、燒灼感、刺痛，一般會得疱疹都是因為免疫力失調，可能來自長期壓力、身體有其他影響免疫的疾病（如糖尿病或癌症）、睡眠不良、或年紀大免疫力下降所引起。

如陳先生的狀況，很有可能是因為之前感冒又加上睡眠障礙，才使得身體的免疫功能失調，讓疱疹病毒有機可乘。

有不尋常的疼痛特徵發生時，記得多加留意，因為很有可能其他的疾病正在你的身上悄悄地進展。如陳先生的狀況，就需趕緊用藥治療疱疹病毒感染，這時候吃止痛藥不但無法緩解疼痛，更有可能因為延誤病情，傷及角膜甚至顏面神經及聽神經。

接下來看看，有哪些警訊發生時，你不應該再傻傻吃止痛藥了。

危險頭痛的六大警訊！

▼變本加厲的頭痛

原本就有頭痛的毛病，但最近疼痛的型態改變，或程度變嚴重，幾乎每日都痛，甚至睡覺時也會被痛醒；以往只要吞下在藥房買的止痛藥就會好轉，但這次服藥的效果變得很差，這些情況發生就該求助醫生了。

▼頸部異常僵硬的頭痛

頸子感覺十分僵硬，低頭或彎腰時，頭部或脖子就會更加疼痛。這種不舒服會傳至背部，或是後腦勺覺得異常地腫脹沉重，這可能是腦壓改變或是**中樞神經系統感染**的徵兆，也要多加留意自己是不是有發燒現象。

▼神智不清的頭痛

頭痛還合併了意識不清楚，或是心智功能改變，記憶或專注力明顯下降，對談時牛頭不對馬嘴，甚至痛到昏倒或是手腳抽搐，這代表頭痛的背後，可能正隱藏著腦部的病變。

▼手腳無力麻木的頭痛

一般來說良性的頭痛即便急性發作，你可能會不想活動，或是痛到全身虛弱，但若發生手腳明顯無力，無法拿水杯，無法正常翻身或行走，甚至是**明顯的單側癱軟或麻木**，講話不清楚，就要十分小心了。

▼受傷或激烈運動之後的頭痛

如果頭痛發生的時間點，明顯是在頭部撞擊或是激烈運動後，一定要注意頭痛的變化情況。如果短時間仍然無法緩解，甚至愈來愈不舒服，合併了上述幾點的任一個症狀，最好還是求助神經科醫生，進行詳細的神經系統評估。

▼新發生的頭痛

如果原本不頭痛的朋友，新發生頭痛症狀，而且一發生就無法趨緩，尤其是年紀稍長，**大於五十歲的人**，或是原本就有**免疫不全體質的人**（譬如糖尿病或是癌症病人）、懷孕的人，就要更加留意新發生的頭痛症狀。

大部分的頭痛雖然是良性疼痛，但頭痛的發生對我們身體而言，就是一種警報！輕則讓你知道不要再操勞了、要好好休息，但嚴重的警訊可能在告訴我們腦部或神經系統出了狀況。不管是哪一種提醒，希望大家都不要輕易忽視「頭痛」出現的用心良苦喔！（圖十二）

圖十二
危險頭痛的六大警訊

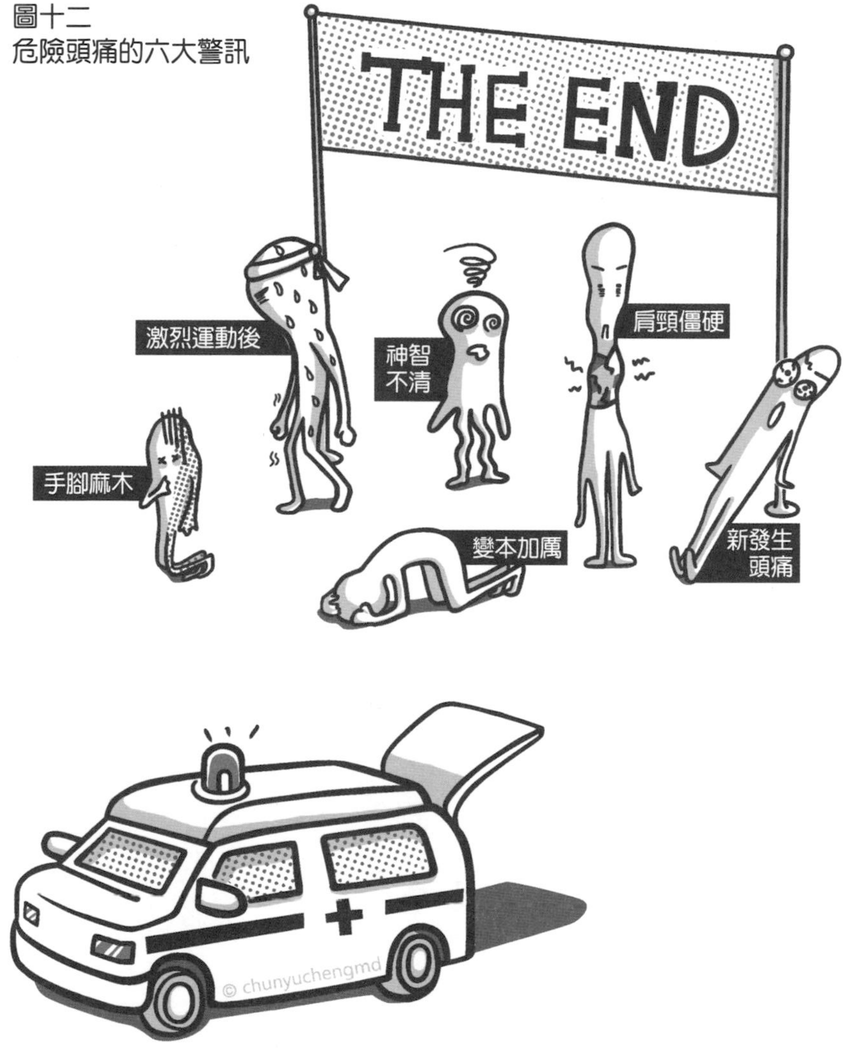
THE END
激烈運動後
神智
不清
肩頸僵硬
手腳麻木
變本加厲
新發生
頭痛
© chunyuchengmd

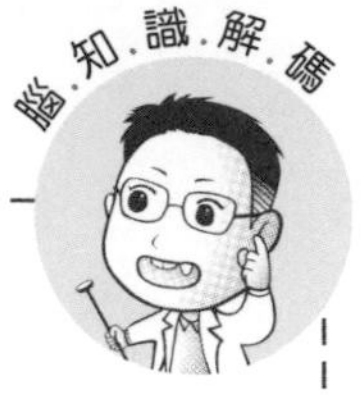

偏頭痛個案有較高風險罹患腦心血管疾病！

偏頭痛病人儘管沒有明顯危險因子（如高齡、高血壓或糖尿病等等），仍有較高的風險罹患腦白質病變甚至其他腦心血管病變，如中風或急性心肌梗塞。

研究中，腦白質病變在台灣偏頭痛個案的盛行率高達百分之七十，在控制了血管危險因子後，仍較一般健康族群有更高的風險罹患腦白質病變。腦白質病變好發於頭痛發作較頻繁的病人，研究發現，若平均每月的頭痛發作大於一次，則病人罹患腦白質病變的機會，是發作少於一次病人的二．六倍。

一項集合了二十二個全基因關聯研究（Genome-wide association），共三十七萬五千名個案的統計發現，目前從偏頭痛病人所識別出的基因座（Identified loci），多在血管組織中有豐富的基因表現，且與血管的發育及損傷修復能力（Vascular wound healing）密切相關。這個研究證實了，偏頭痛病人在先天上就有較脆弱和異常的血管功能，而此一缺陷也可能在偏頭痛的致病機轉中扮演重要的角色，或許就是偏頭痛病人容易罹患腦心血管病變的原因。

偏頭痛病人可能帶有較脆弱的血管系統，這個問題需要我們更加關注和持續追蹤，以提供個案更多契機，去預防和治療相關的腦心血管問題。

24 經常疼痛的你，飲食該注意什麼？

生活上經常疼痛的你，是否有什麼該注意的事項呢？讓我們從大家最常問到的「食物」切入。疼痛的朋友們可以注意一些需要忌口，或是少吃的食物，試試看改變飲食習慣後，是不是疼痛的發作頻率跟嚴重度就會跟著減少。（圖十三）

疼痛時，應少吃或避免的地雷食物！

❶ **酒精：**因為酒精會誘發神經的不穩定性，**裡面含有的乙醛成分也會讓血管擴張，加速發炎反應**。如果有時候需要跟朋友小酌或是聚會，特別對頭痛體質的人來說，**就要盡量避免紅酒**，主要是因為紅葡萄皮含有很多的單寧，在釀造成酒的過程中，幾乎都會必須經過一段乳酸發

圖十三 疼痛飲食禁忌圖

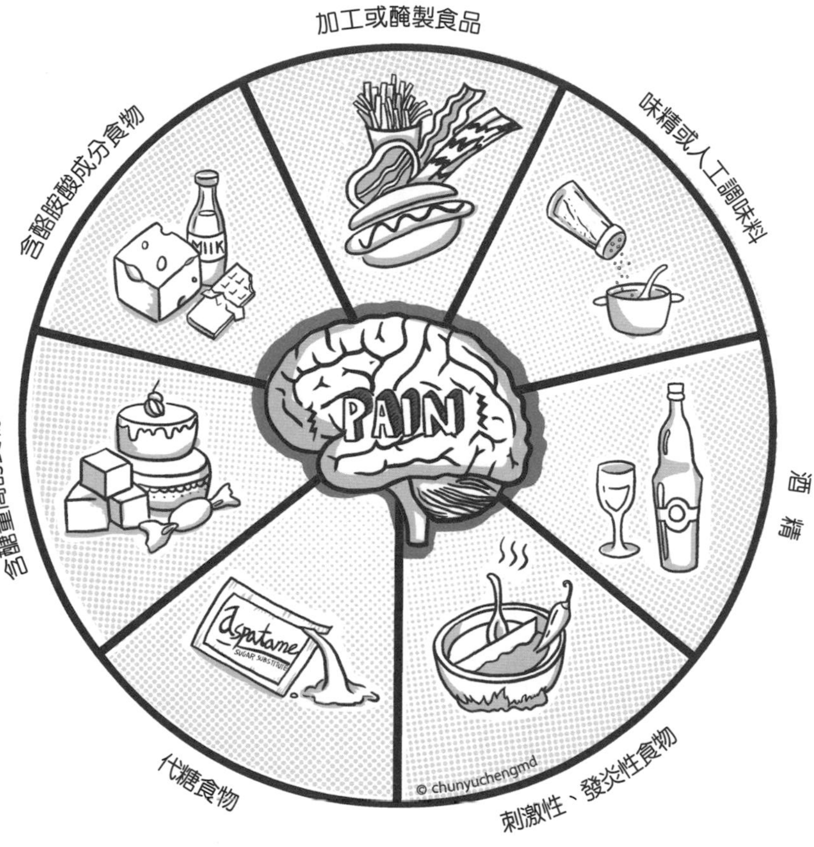
加工或醃製食品
味精或人工調味料
酒精
刺激性、發炎性食物
代糖食物
含糖量高的食物
含酪胺酸成分食物
PAIN
MILK
Aspatame
SUGAR SUBSTITUTE
© chunyuchengmd

酵的過程，試圖來減低單寧所造成的酒品酸度，而釀造酒的過程中，便會在發酵的程序產生組織胺，容易導致疼痛發作。

2 **加工或醃製食品：**像臘肉、鹹魚、香腸、火腿、培根、熱狗等，因為這些食物裡面含有「硝酸鹽」或「亞硝酸鹽」的成分，對消化道、心血管功能都有傷害，也容易誘發頭痛。另外，二〇一五年世界衛生組織（WHO）也已經將加工肉品這一類的食物，列為一級的致癌物。

依WHO定義，「一級致癌物」為對人體具有顯著致癌效果的物質，因為當硝酸鹽或亞硝酸鹽碰到肉中的胺類，就可能會轉變為致癌物「亞硝胺」。另一個原因是，加工肉在高溫烹煮時，也可能會產生致癌物，因此我們要小心料理這類的食物，不要高溫油炸、快炒、燒烤。

3 **刺激性食物：**避免過辣或是過燙的東西，像麻辣鍋或是泡菜。一方面有辣椒調味，一方面又經過醃漬，有可能會比較容易誘發疼痛。也不要過量攝取含咖啡因的飲品，**每日一至二杯咖啡即可**，並且注意要避免在傍晚後飲用，以免影響睡眠穩定性。

❹ **含醣量高的食物：**「含醣食物」可說是壓力大或情緒低落時的慰藉，尤其是女生看到蛋糕、巧克力就會失心瘋。醣類，泛指所有的碳水化合物，研究證實醣類與疼痛有密切關聯，當身體的血糖不正常升高時，**會誘發身體釋放發炎的細胞激素**，尤其是白糖（來源是蔗糖），其幾乎不含有任何的維生素或礦物質，不僅讓疼痛發炎進入惡性循環，更是腸道內壞菌的食物，進而產生消化道症狀如胃炎、脹氣等。

容易頭痛，要追加小心以下的食物！

❶ **含酪氨酸成分食物：**「酪氨酸」是一種非必要胺基酸，容易引發頭痛，在日常食物中主要包含三類，也就是所謂**「3C」食物**，第一是以起司類（Cheese）為代表的發酵乳製品，像牛奶、乳酪，第二類是柑橘類（Citrous fruit）的水果；第三類是巧克力（Chocolate）。

❷ **代糖食物：**代糖就是阿斯巴甜（Aspartame），研究顯示會容易刺激神經造成肌肉緊繃，進而引發頭痛。一般市面上如無糖優格、低卡飲料跟無糖的口香糖都會添加代糖來增添甜味，所以都要小心攝取。

❸ **味精或人工調味料：**味精，就是麩胺酸鈉（Monosodium glutamate）。麩胺酸是一種普遍的胺基酸，人體會自然產生，是身體內重要的神經傳導物質，而在很多天然的食物中也會存在。但若攝取過多時，很可能會使麩胺酸在神經突觸的濃度過量累積而引發頭痛。

很多朋友往往在知道後會驚呼：天啊！我是不是以後都不能再吃巧克力了！其實，這些食物不一定樣樣都會直接引發疼痛，每一個人的體質不相同，當然需要注意的食物也就不一樣。

所以疼痛的朋友們，可以在日常生活中多多留意，看看哪幾項食物，可能是你的剋星，有時候我也會建議做自己的飲食日誌，觀察生活中有哪些食物是你多吃了就會容易誘發疼痛，不需要對每樣食物都退避三舍。

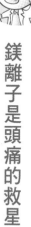

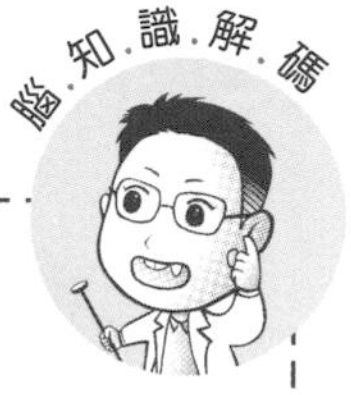

鎂離子是頭痛的救星？

很多疼痛的朋友都會和我分享他們各式各樣的另類療法，以及嘗試過的營養補給品和草藥。在不傷害身體及影響目前使用藥物的狀況下，是可以一起進行治療的，其中想和大家分享營養品成分中的「鎂」，是科學研究證實，對於頭痛有效的輔助營養素。

「鎂」是身體內重要的微量元素，存於骨頭、肌肉及軟組織（如神經、血管）中，主要與能量代謝、肌肉收縮、神經穩定功能、神經傳導物質的釋放有關。根據過去研究，在偏頭痛的病人中，發現細胞內的鎂離子濃度可能是比較低的。在許多大型的研究中，頭痛的病人每日常規攝取鎂離子可以有效減低頭痛的發生率。我們在臨床上，面對急性嚴重頭痛發作的病人，也會讓病人接受靜脈注射鎂離子來緩解症狀。

在生活中幾乎所有深色綠葉蔬菜都含有鎂，粗糧、堅果類也含量豐富，當你問我疼痛有那麼多東西都不能吃，我還能吃什麼？我會回答：**就學大力水手卜派，多吃深綠色蔬菜，像菠菜吧！**

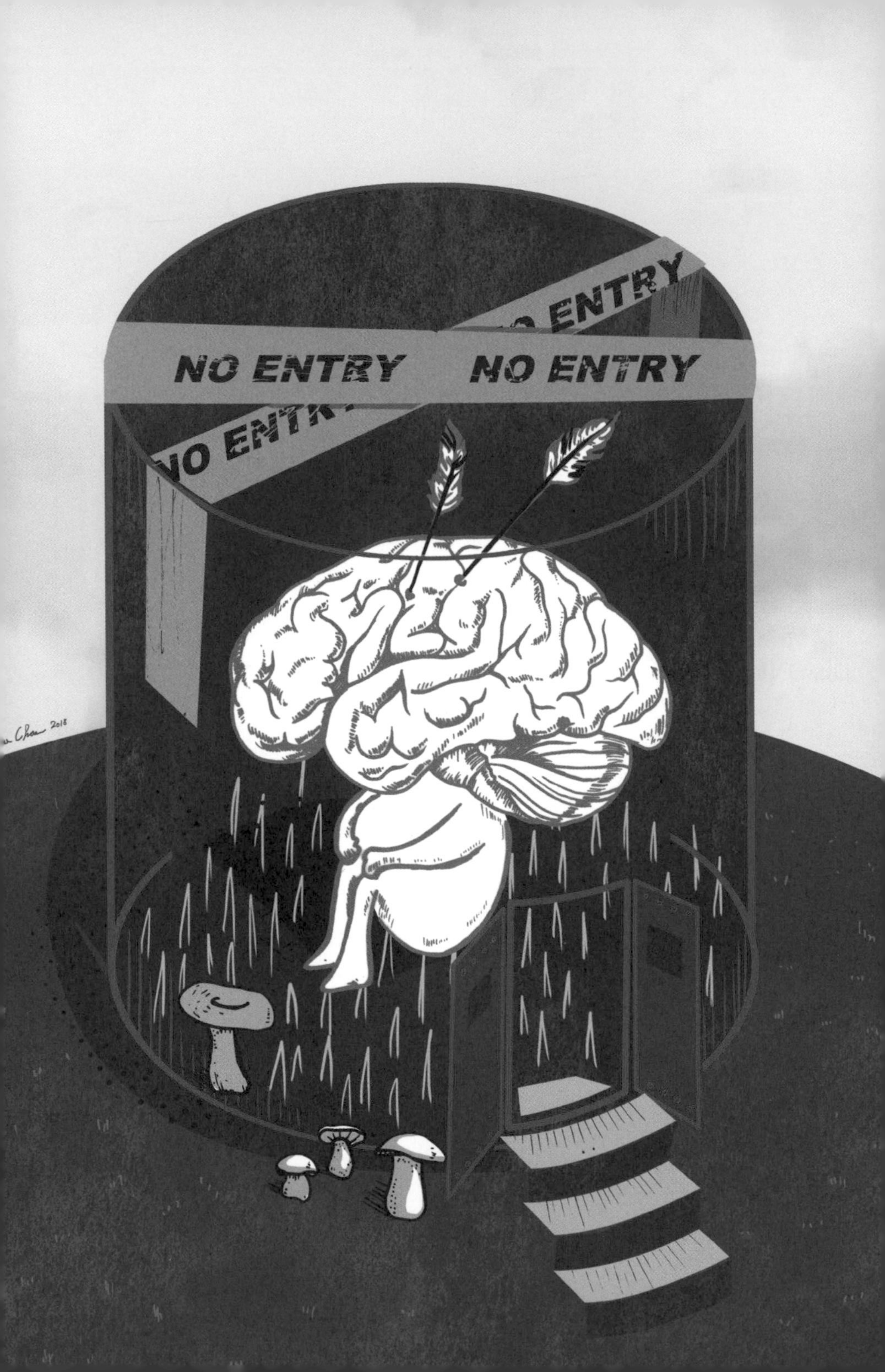
NO ENTRY
NO ENTRY

Chapter 6

改善情緒與腸道對大腦的影響！

25

憂鬱：又一個讓大腦發炎和質變的大魔王

除了疼痛會讓大腦發炎，另一個很重要的危險因子，就是「憂鬱」。一個腦部影像的研究就顯示，當重度憂鬱的時間愈長，而且沒有被好好地治療，腦部的神經性發炎情況會愈嚴重。特別是當重度憂鬱的時間超過十年以上，不但憂鬱的情緒會在我們的身上蔓延，腦部的發炎也同樣日趨惡化。我們在第一六五頁提到大腦發炎時，最典型的反應就是微膠細胞過度活化！如果去偵測微膠細胞過度活化時會產生的蛋白質，研究發現長期重度憂鬱的人，大腦中這些發炎標記的蛋白質含量，會比短期憂鬱的人多上百分之三十，**代表長期憂鬱的時候，我們的大腦會更容易處在神經性發炎中。**

其中有一個特定腦區的發炎狀態特別明顯，就是我們大腦中的島葉（Insula）。「島葉」是負責掌管一個人的興趣和渴望，也是讓我們能產生許多情感的地方，譬如愉快或生氣，同情或輕視，驕傲或是自我價值感低落；所以憂鬱時間持續過久，這個腦區也會跟著產生進一步的受損，我們的情緒和情感表現就又更惡化了，而造成一種交互的惡性循環。（圖十四）

圖十四
憂鬱的腦島葉又使情緒感知更加惡化了

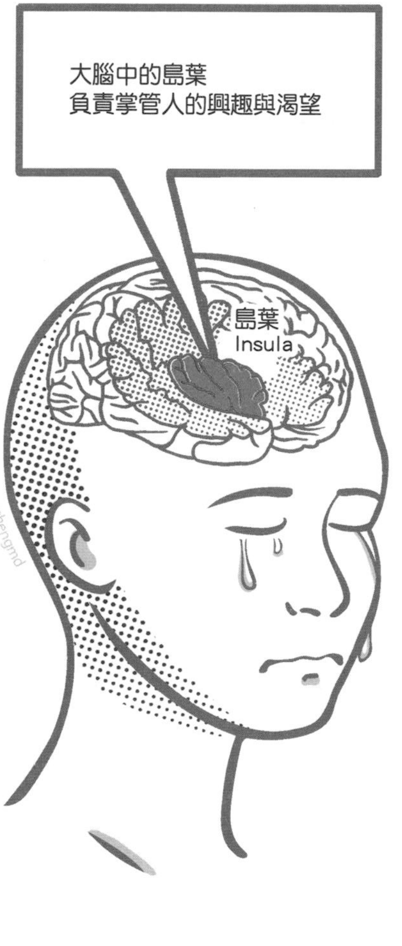
大腦中的島葉
負責掌管人的興趣與渴望
島葉
Insula
© chunyuchengmd

大腦的神經性質變（Neuro-progression）

憂鬱會加重大腦的損傷，這種惡性循環的過程，可以用「大腦的神經性質變」（Neuro-progression）來進一步理解。

大腦的神經性質變（Neuro-progression），指的是心理或情緒問題持續時間過長時，這些心理和情緒的症狀將不再只是功能性上的異常，漫長的病程會導致大腦實質上的神經組成和結構發生質變。

了解「大腦神經性質變」概念，就不難理解，**為什麼一個疾病會演變成慢性、反覆的病程，甚至讓一個疾病容易出現抗藥性**。因為心理情緒疾病本身持續的時間過長之後，最終導致大腦產生了實質變化，這個大腦質變就會回過頭來加重疾病本身的症狀，形成一種難以治療而且容易復發的惡性循環。

就如憂鬱，如果持續時間過久，卻沒有接受適當的治療，就會進一步讓大腦產生神經性發炎，這個發炎過程會攻擊腦中的島葉，當島葉受損，一個人的興趣和渴望就會受到波及，更回頭加重了憂鬱的病程。這時候沮喪和價值感低落的情緒和感知可能就會惡化，甚至因為大腦的質變，讓症狀開始對藥物的反應變弱、變差。

科學家也發現，重度憂鬱的人，和慢性疼痛這個族群的人一樣，**在腦中的記憶中樞——海馬迴，會相較健康者來得比較萎縮**。我們在九十頁詳細說明了海馬迴在記憶中的重要角色，阿茲海默症的大腦變異，就是海馬迴明顯萎縮，這也就是為什麼，憂鬱和慢性疼痛的人，發生腦霧和罹患失智症的比率顯然會比一般人高的原因。

儘早治療憂鬱和疼痛，可以阻止大腦質變

我們可以從這些研究發現，面對像憂鬱或是疼痛時，千萬別認為

這些病症，靠忍耐或壓抑就能過去，我們必須在疾病初始的時候好好治療，以免大腦產生進一步質變，變得更加難以治療。

令人振奮的是，科學家也發現，使用抗憂鬱劑的時間越久，這樣的大腦神經性發炎反應就會相對比較弱化，因此及早使用藥物治療憂鬱，不但能緩和憂鬱情緒，看起來對於阻止大腦發炎也有很重要的幫助。

因為憂鬱和疼痛經常會發展成慢性和反覆的病程，我們更不能在這些疾病變成長期問題之後，就放棄治療、或是採取消極的態度，反而更應該積極加強地去調理症狀，不然當大腦神經性的發炎持續時間太久，我們的腦霧現象就會跟著出現，成為另一個擊垮我們的大軍。

26 你寂寞嗎？可能是腦霧和失智的前兆

我們的腦細胞，具有社會性的本能，許多科學證據都顯示，離群索居的人，大腦功能和身體重要器官，都會衰退得比較快速。二〇二二年**發表的研究顯示，「感到寂寞」的人，未來十年罹患失智症的風險約有一點五倍**。

研究發現，「寂寞」可能是腦霧和失智症的前兆和危險因子！「寂寞與孤單」的狀態和各種不良結果是息息相關的，這些我們害怕的結果包括：憂鬱症的風險增高，認知衰退的腦霧現象會更容易出現，孤單的老年人也被發現死亡率會大大提高。

因此，想要活化大腦三原力、消除腦霧，我們一定要了解社交和人際關係到底對大腦的功能有什麼重要性？

檢測你的寂寞指數

其實寂寞是很主觀的感覺，如果想要客觀的評估，有一個簡單的量表可以初步幫助我們篩檢寂寞指數——加州洛杉磯大學寂寞感量表（UCLA Loneliness Scale）：

- ▼**你多常覺得自己缺乏陪伴？**
- ▼**你多常覺得自己是被遺忘的？**
- ▼**你多常感覺自己是被其他人孤立的？**

每題答案都有四個等級，1：從不；2：很少；3：有時；或4：經常。

總分數在3至12分，**分數越高表示寂寞感越大**。

現在就做做看這個量表，如果你的寂寞指數越高，就意味著你越有可能正處於感覺孤單的狀態中。

「寂寞」為什麼有毒？

「寂寞」為什麼可能是造成腦霧和失智症的前兆症狀？科學家推測原因是：

- 由於阿茲海默症（失智症的一種）的早期腦部變化，可能會導致人們對於社交關係，**產生認知上的障礙**，譬如自我價值感的低落，或是容易感覺到他人的敵意，甚至是妄想，這便會使得人們更容易感受到孤獨，更加不願踏出自己的小世界。
- 社交活動往往對患有腦霧或早期失智的人來說，相對上比較吃力，這可能會導致他們不自覺地限制自己的社交活動，來避免因為人際交往所產生的挫折和壓力。長期下來因為社交圈的縮小，便導致寂寞的狀態更加嚴重，**形成了社交退縮的惡性循環**。
- 寂寞感指數越高的人，**腦中的「類澱粉蛋白沉積」越嚴重**。在一項研究中，科學家發現類澱粉蛋白沉積比較嚴重的族群，有高達七．五倍的機會是感覺比較寂寞和孤單的，這個現象讓我們瞭解寂寞不只是一個社交經驗和感知而已，它和大腦中退化性的病理變化，是具有相關性的。

在阿茲海默症（失智症的一種）和巴金森氏症等多種退化性神經疾病個案的神經系統中，都可以觀察到大量類澱粉蛋白（Amyloids）的沉積，因此，許多學者相信它可能是導致腦部心智和運動協調功能退化的重要原因之一。

當感覺寂寞時，我們以往可能會單純認為，這只是一種社交感覺而已，但醫學研究告訴我們，我們應該更用心地聆聽自己，因為可能腦霧或失智症已經悄悄在我們的身上肆虐了。現在開始，「感覺寂寞」是一個值得被更加重視的症狀，大家都不應該忽視孤獨這個感覺透露出的訊息，特別是當它和情緒變化這些症狀一起發生的時候，我們更要注意：

這是不是腦霧和失智症的相關表現？

社交互動可以改善腦霧！

活躍和緊密的社交活動，對大腦三原力的退化是具有保護作用的，科學家發現每天和家人以及朋友進行有意義互動的人，未來罹患失智的風險降低；社交關係多元的人，被發現總體的死亡率較低，頻繁聯繫的社交網絡也能夠防止記憶力衰退。

這並非是要我們讓自己變成風雲人物才行，也不是要人緣多好才行，只要把握一些小原則，跟身邊的家人朋友能夠持續保持活化的互動關係就好，在社交關係中，我們的大腦和身體多半就會真的動起來。

對某些人而言，平常要自己主動出去走走可能不容易，但我們外出或戶外活動的時間，會因為社交活動而自然增多，因此對預防腦心血管疾病很有幫助，這對預防腦力退化，有直接的加分作用。

互動的過程，勢必會持續性地刺激和挑戰我們的思考，我們在和他人的交往過程中，就算是基本的相處和回話，也需要動腦和費心，這樣

具有「微壓力」和「微競爭」的社交關係，也會逼迫大腦必須要永續地學習，這會讓你的腦細胞不斷活化、產生新的連結，對於腦霧的預防甚至是治癒，有積極的效果。

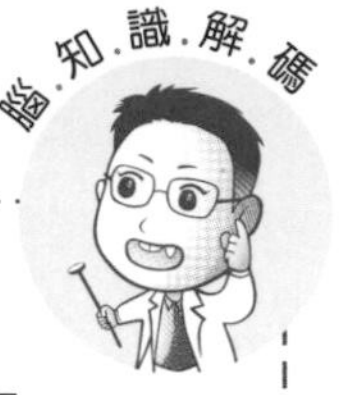

利用幾個小原則，持續強化社交和人際關係

在這裡，就和大家分享我自己的社交小技巧，參考使用即可：

- **珍惜交友的機會，沒有人是完全討厭的**：大腦需要挑戰才能持續活化，可以多跟不同類型的人相處來往，不一定非得志同道合，甚至是跟完全不同領域的朋友相處也很棒，可以透過了解他人的意見跟觀點，刺激自己容易僵化和固著的大腦。
- **主動邀請和籌畫聚餐或活動**：「主動」的思維和情緒對大腦比較有利，要讓腦細胞動起來，我們一定要先自己積極動起來，透過安排行程和互相聯繫，我們和家人、朋友的關係，會無形中更加增溫和緊密，如果想要更有效率地和他人增強連結，這個主動的小技巧一定要學起來。然後，「吃」是最讓人放鬆和紓壓的活動之一，在餐桌上，多半我們和他人的互動都能比較熱絡和真誠，不知道要和朋友一起做什麼的時候，就大吃一番吧！

- **參加目標一致的社群，建立自己的同溫層**：想要找到可以永續成為朋友的人，最實際的管道就是從一個「共同的興趣」下手，一起研究琢磨某項運動、某種語言等等，不太會產生利益衝突，又能保持互動關係，在一起學習新東西的過程中，通常彼此的社交連結最能長久維繫下去。這個方法也很適合伴侶之間的關係經營，如果總覺得和自己的另一半面面相覷、無話可說，一起去學一項新技能，或是經營一個共同的興趣，往往能有破冰的契機。
- **奔向正面積極的朋友，逃開那個總愛抱怨的人**：憂鬱和低落會讓大腦發炎，我們怎能不小心像「負能量放大機」的朋友，如果有些人開口就是牢騷滿腹，一天到晚八卦別人是非，還是趕快逃離，多接觸正能量的人，一起互相提升，才能真正活化大腦。

27

「腦－腸」緊緊相連，腸道是身體的第二個大腦！

說腸道是身體的「第二個大腦」，真是一點都不為過。腸道本身就具有複雜的神經系統──**「腸神經系統」(Enteric nervous system)**，腸道跟大腦也有許多相似的地方。

「腸神經系統」和「大腦」本是同根生！

我們還在媽媽子宮內的時候，胚胎時期的發育過程，大腦和腸神經系統最初始都源自外胚層，神經管的一部分最後發育成大腦，神經脊的一部分就分化成腸神經系統，也因此腸道和大腦有許多相似之處。

● 我們在第一四四頁提到大腦有一堵防衛高牆「血－腦障壁」，會堵絕對大腦有害的微生物或毒素。相同的，我們的腸道壁上也有很強的障壁功能，會幫助我們吸收需要的營養素，但卻把有害物質和病原體隔絕在外。所以不會令人太驚訝的是，**我們人體中有百分之五十至六十的重要免疫細胞都在腸道壁黏膜中**，腸道的免疫細胞是身體免疫功能的一支強大軍隊。

- 另外，腸道跟大腦一樣，**也是許多重要賀爾蒙分泌和調節之處**，腸道上的特化細胞（Specialized cell）能分泌高達二十種的賀爾蒙，譬如我們在二四四頁提到和疼痛、情緒及腦霧現象十分相關的血清素，有百分之九十至九十五都是儲存在腸道細胞中，所以這讓我們輕易理解：腸道的健康與否，總是和我們大腦的健康狀態緊密相關。

「腦—腸—菌」軸的整合系統

「大腦」和「腸道」之間，雖然看似距離相隔遙遠，卻透過許多訊號物質的傳遞相互聯繫、緊緊相連，並且互相影響著對方的健康狀態。除了透過內分泌激素，和某些特定的神經傳導物質互相聯繫，**腸道中有一群很重要的訊號傳遞使者——就是「腸道菌」**。（圖十五）

圖十五 「腦—腸—菌」軸的整合系統

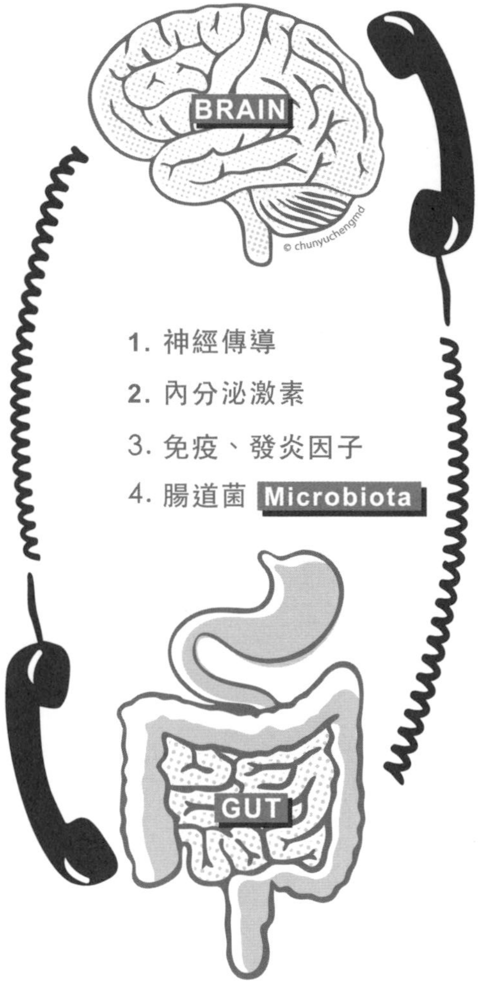

正常健康的腸道中是需要有正常菌落存在的，它能幫助我們抵禦飲食中的壞菌，是腸道中的防衛小尖兵。更厲害的是，它也扮演著腸道和大腦溝通橋梁的角色。腸道菌會適時地刺激腸道免疫系統，使它分泌細胞激素傳遞訊號至腦部，人體也會利用腸道菌落的代謝物，刺激腸道上的細胞分泌血清素，向大腦傳遞訊號。這些菌落代謝物因此可以進一步**影響你的睡眠、食慾、情緒的穩定，也會改變你對疼痛的敏感度**，甚至有研究發現，腸道菌種少而且寄生蟲多的人，比較容易罹患失智症。

研究腦腸連結的先驅專家——艾莫隆・邁爾醫師（Emeran Mayer）就認為，大腦、腸道和腸道菌之間彼此有著大量的交互影響，在我們的人體中，是一個很重要的共生系統，互相決定了對方的健康狀態，它將這個整合關係就稱為腦—腸—菌軸（Brain-gut-microbiome axis）。

失調的「腦—腸」關係

這個腦和腸的共生關係，在正常的運作下，幫助我們維繫了腸道和大腦的健康，但當腦—腸關係出現危機時，也成為許多腸道疾病的罹病危險因子，同時也會產生讓腦神經系統失調的問題，延伸出許多合併的腸胃道症狀。譬如常見的**腸躁症**，大腸激躁症（Irritable bowel syndrome），發作時會反覆出現腹痛或脹氣，也會便祕或腹瀉，而且常伴隨著大便形態的改變（硬、稀軟或水便），但這樣的個案，多半腸胃道本身的檢查都是正常的，如今也被發現跟長期的情緒失衡和高張壓力有關。

腦神經系統的失調，也可能導致腸胃道蠕動的異常，像許多神經性退化疾病，**譬如巴金森氏症**，後期也會出現許多腸胃道的症狀，嚴重便祕或是吸收不良。我們常見的**自主神經失調症狀中**，也有一項最普遍的現象，就是腸胃道的不適，譬如胃酸分泌不良、腹瀉或是便祕。許多嚴重的疼痛症，像纖維肌痛症，也會經常伴隨著腸胃道的絞痛、悶脹或蠕動異常。

就因為腦—腸之間的緊密關係，當我們希望能預防腦霧和提升腦力時，一定不能忽略了腸道的健康和調理。如果腸道不健康，就相當於我們的大腦深受威脅，這也就是我們必須吃對東西、避免地雷食物，對於大腦健康是如此重要的原因。

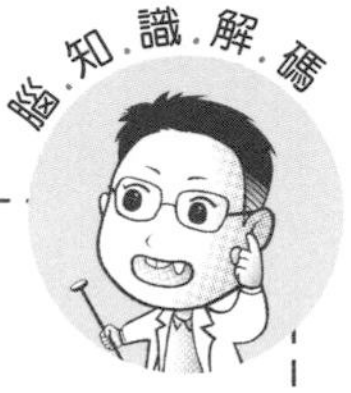

惱人的腸躁症！

很多朋友會抱怨一天要跑好幾次廁所，工作完全無法專心，生活品質被嚴重干擾，做了所有的檢查結果都是正常，到底怎麼辦？

所謂的腸躁症，是大腸激躁症（Irritable bowel syndrome）的縮寫，一種慢性腸胃道功能異常，所表現出來的症候群，會反覆出現腹痛、腹脹氣、便祕、腹瀉等現象。在台灣約有百分之十至二十的發生率，症狀表現上女性容易出現腹痛及便祕，男性易出現腹瀉，好發的族群多小於五十歲的年輕族群。

目前確切病因仍不清楚，但最常見的致病因素包括：壓力情緒、遺傳、腸道感染後、腸道菌叢生態失衡、腦—腸—菌軸失調、胃腸動力異常，加上中樞神經、周邊神經、腸神經系統所導致的內臟超敏感反應（Visceral hypersensitivity）。

在我的臨床經驗中，腸躁症的發生率愈來愈高，深入了解病人的生活後，發現大部分都是對於自我表現要求比較高、容易緊張及焦慮的族群占多數，一旦症狀因外界壓力誘發變得嚴重時，失眠、頭痛、疲勞、胸悶痛、腦霧等感覺也會隨之發生，最後導致惡性循環。在治療上，除了給予藥物外，飲食方面會提醒避免奶製品、麩類、刺激性飲食如咖啡、辣、酒精的攝取，很重要的是生活型態的調整、自我壓力的調適，都是緩解的關鍵。

28

保護「腦－腸」健康的飲食策略

發炎的腸子會導致大腦跟著發炎！

當我們吃下**高動物性脂肪或是過多油炸以及烤焦的食物時**，我們在二〇六頁提到的腸道障壁機制就會被破壞，再加上生活壓力和情緒的刺激，我們的腸道菌落會轉變為失調的生態，造成腸道壁的通透性改變等等，都會使得腸道本身的防衛機制變得薄弱，促使腸道的免疫系統開始出現過度激活的反應。

如果這些反應演變為慢性、反覆的過程，腸道免疫系統會分泌大量的細胞激素，這些細胞激素有可能會直接造成腸道發炎，更有機會被傳遞至大腦，造成神經性的發炎。我們在一六六頁詳細分享了細胞激素大量不正常分泌時，大腦中的微膠細胞會過度活化，進一步造成神經細胞的損傷。所以，發炎的腸子，會帶給你發炎的大腦。

> **這也就是為什麼，當我們的飲食不正常，或是腸道系統產生發炎或感染時，我們時常會感覺疲勞，疼痛也會異常敏感，情緒時常焦躁或憂鬱，食慾改變，也會更容易產生注意力和記憶力下降的腦霧現象。**

到底要怎麼吃，才能保護「腦—腸」健康呢？

多攝取「食物原型」！

在二〇一五年世界衛生組織（WHO）已經將「加工肉製品」列入一級致癌物，譬如：香腸、火腿等煙燻或醃漬的食物。消化這類食物會增加腸道的負荷，也容易引起身體的發炎反應。**少吃加工食品，相對來說，我們要多選擇食物最原本的模樣與形態，便是多吃「食物原型」。**

當食物經過加工再重組之後，我們很難追溯食物中原本的成分和營養價值，攝取食物的原型，可以最直接有效地幫助我們避免攝入過多的添加品或是調味品，也比較不會食用到防腐劑等食品保鮮的化學合成物，這些成分對腸道、腸道菌落或是脆弱的腦細胞來說，長期下來都是不小的危害。譬如味精，也就是麩胺酸鈉（Monosodium glutamate），會增加發炎跟疼痛的機會，因為味精攝取過多時，很可能會使麩胺酸在神經突觸中的濃度過量累積，造成神經過度活化而引發疼痛，這也有可能會造成進一步的腦細胞損傷。

「食物原型」怎麼吃？

- **就是吃得樸素、簡單：**譬如今日要吃魚，我們便可將魚肉直接拿去烹飪，直接吃魚肉本身，而非選擇吃魚漿製品；譬如說我們吃雞肉本身，而不去吃雞肉丸子。

- **平常外食：**可以多選擇食物原型的食材食用，在自助餐中，選擇沒有經過加工的品項，也盡量不要利用速食果腹，因為速食中的食材選擇，通常都必須考慮保存的安全和烹煮快速的特質，吃到過度加工食品的機會就很難避免了。
- **少吃含麩質的加工品：**像蛋糕、餅乾、包子、麵條等，一來，這些麵粉製品，也就是小麥製品中都有大量麩質，容易增加腸壁的發炎反應。再來，這些加工品中一定會添加不少調味品，我們的主食可以選擇吃米飯或是馬鈴薯、地瓜等等來取代麩質加工品。

補腦抗氧化──「地中海飲食」中的重要營養素

地中海國家的人**罹患心血管疾病的風險比較低**、**壽命比較長**、**罹患失智的機會也比較少**，研究指出長期採用地中海飲食的人，發生腦萎縮的比率也比較低，所以多吃這類食物，對於腸道保健和預防腦霧也十分重要。

●**全穀類及Omega-3：**全穀類富含大量的膳食纖維和維他命E，可以幫助我們穩定身體的新陳代謝，增加抗氧化力。而存在鮭魚、鮪魚裡面的Omega-3，具有抗發炎的作用，可改善新陳代謝，增加心血管功能。

●**好油：**地中海飲食中，大家最不陌生的就是橄欖油，因為好的油品也富含了Omega-3不飽和脂肪酸，可以預防發炎和保護腦細胞。日常生活中，油品也可以選擇使用亞麻籽油、葵花油或苦茶油等。

●**優質蛋白質：**在蛋白質的攝取上，盡量避免攝取紅肉，世界衛生組織把牛肉、羊肉、豬肉還有馬肉，都列在紅肉的範疇之內。因紅肉裡面富含肌紅蛋白及飽和脂肪酸，易影響我們血中膽固醇的濃度。取而代之的是，可多攝取魚類、海鮮、雞肉等優質蛋白質，若擔心膽固醇問題，可避開海鮮裡面與「蛋」相關的品項，比如魚卵、蝦卵、蟹黃、蟹膏等。

●**維生素E及維生素B群：**這兩種維生素目前已被證實能預防失智及避免身體細胞的衰老，在食物的選擇上面，我們可以攝取豆類、堅果或是酪梨等，這些都是同時含有維生素E及B群的食物。

- **深綠色蔬菜：**像花椰菜、菠菜、芹菜等，裡面富含抗氧化的維他命C及葉黃素；莓果類（如：草莓、蔓越莓、藍莓等），則含有足量的槲皮素及維他命C，這些都是屬於抗氧化力高的食物。

破.解.腦.迷.思

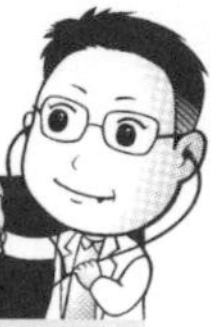

為什麼要「抗氧化」？

變化迅速的世界，步調加速的生活，以及充斥在周遭的空氣汙染及環境汙染，還有滿腹的憂愁及困擾，在這樣高度壓力的環境之下，容易使得身體產生「自由基」，造成我們常說的「氧化壓力」。

自由基是極度不穩定的分子，因為它本身的結構缺少電子，因此會急於抓取其他健康分子的電子來穩定自己。大量的自由基就使得身體正常組織的分子結構開始變得不穩定，導致一連串分子被破壞的連鎖反應。（圖十六）

氧化壓力已被證實會直接導致神經性的退化疾病（像失智症、巴金森氏症），也與身體的老化相當有關係。因此我們要多選擇攝取高抗氧化力的食物來預防腦霧。所以這也是為什麼我們必須提倡戒菸的重要性。自己不抽菸，也避免讓身邊的家人朋友受到二手菸的攻擊。菸害會增加自由基和發炎反應的傷害，造成腦細胞和血管的損傷和凋亡，十分不利於神經系統的協調和健康。

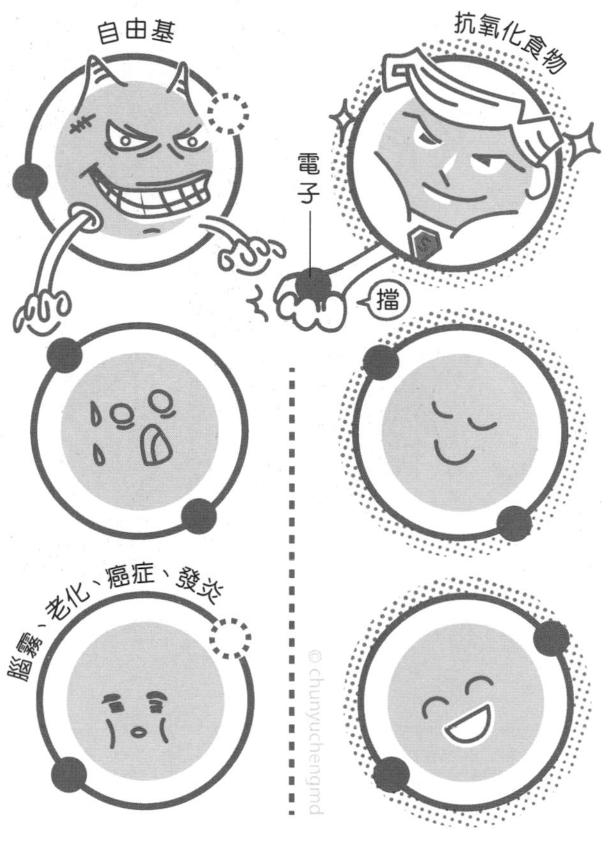

圖十六
「自由基」是造成「氧化壓力」的恐怖分子

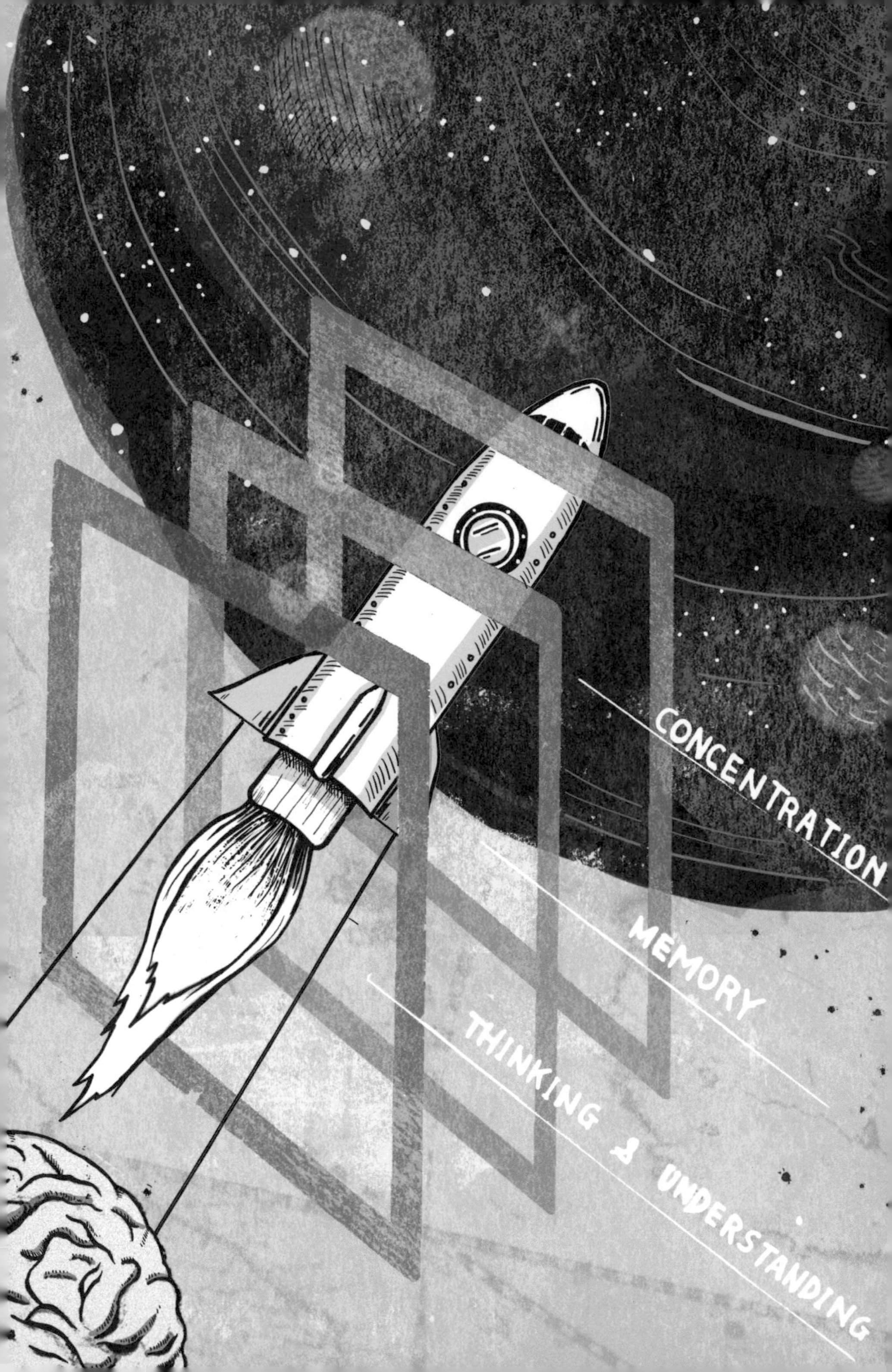
CONCENTRATION
MEMORY
THINKING & UNDERSTANDING

Chapter 7

具體消除腦霧的生活計畫！

㉙ 腦霧退散的低GI補腦飲食

為什麼控制血糖的穩定，對消除腦霧這麼重要呢？這絕對不是糖尿病個案才要小心的問題。

因為研究就已經告訴我們，長期追蹤的結果，儘管沒有糖尿病，平時血糖值比較高的人，未來罹患失智的風險就是比較高！

血糖不穩對大腦造成的威脅

三高，即高血糖、高血壓、高血脂，在未來罹患失智的風險中，扮演的角色愈來愈舉足輕重。甚至有科學家提出：**阿茲海默症可能是「第3型糖尿病」的假說，認為失智可能和大腦中胰島素的功能表現不正常有關。**

血糖的不穩定也和發炎反應息息相關，當身體的血糖急遽升高時，會誘發身體釋放發炎的細胞激素，我們在一四四頁提到大量細胞激素會直接突破「血—腦障壁」的防線，然後進一步誘發腦中產生神經性的發炎反應（Neuro-inflammation），大腦的發炎就有機會導致腦霧現象。

所以，除了自二一四到二一八頁提到的「食物原型」和「地中海飲食」，「低GI飲食」也是對大腦具有保護作用的重要飲食原則！

低GI飲食，穩定血糖的好幫手！

良好的控制血糖就要多吃低GI的食物，但是GI是什麼呢？其實GI就是**「升糖指數」（Glycemic Index）**的縮寫，是指食物對增加血糖快慢的影響力。若食物在消化後會迅速分解而造成血糖急速上升，就是具有**高升糖指數**；緩慢分解而血糖上升較慢的食物，就是具有**低升糖指數**。

簡而言之，當我們吃東西時，假使今天吃了A食物，使我們的血糖迅速上升，那它就是屬於高GI食物；假使今天吃了B食物，我們的血糖是緩慢上升的，那它就是屬於低GI的食物。

▼低GI飲食法有什麼好處？

- **穩定血糖值：**當我們攝取低GI的食物時，我們的血糖濃度呈現緩慢上升，血糖濃度不會突然急遽上升，造成血糖不穩定。
- **延長飽足感：**高GI的食物，會使血糖快速上升，當我們身體血糖濃度突然升高時，會促進胰島素大量分泌，而後出現飢餓感，因此改為攝取低GI的食物時，便能延長飽足感，降低飢餓感及暴飲暴食。
- **減少熱量及脂肪形成：**血糖急速上升，在促進胰島素分泌的同時也會形成脂肪儲存在身體中，因此食用低GI的食物，讓我們的血糖緩慢上升，便能減少多餘的熱量及形成脂肪。對降低三酸甘油脂、總膽固醇都有一定的效果。

破除低GI飲食常見迷思

時常聽到有糖尿病的人不能吃甜，許多人和糖尿病個案以為甜度高的水果，GI值就一定高，因此大多數的朋友便會開始忌諱有甜味的食物，少了甜味的生活就少了色彩，但事實真的是如此嗎？

就如前面所言，**甜度並非與GI值成正比**，譬如奇異果雖甜，但GI值並不高，和芭樂、櫻桃、藍莓一樣都屬於低GI水果。我們要注意的是「升糖指數」，而非單靠味道來決定血糖升高的快慢。像是常見的低GI水果中，最耳熟能詳的便是甜度非常高的聖女小番茄了，所以不用再擔心所有與甜味相關的食物都無法品嚐啦！

如何吃得低GI？低GI食物選擇與吃法

我們要如何用簡便的方式來判斷哪些食物是屬於高GI或低GI呢？這邊提供幾個大方向讓大家參考：

- **食物的纖維含量：**當食物的纖維含量越高，所需要消化的時間也相對較長，我們血糖上升的幅度也會較緩慢，像是葉菜類、糙米等食物都是很好的選擇。
- **食物的精緻程度：**精緻碳水化合物，如蛋糕、糖果、果汁等，容易使血糖急遽上升，讓身體處在易發炎及氧化壓力中。所以我們應多攝取食物原型，除了避免攝入過多的人工添加品或調味品，也能穩定血糖及新陳代謝。當食物愈接近天然原型，比較偏向未經加工過後的食品，它的GI值相對來說也比較低。其他像是餅乾、蛋糕、洋芋片、滷肉飯、飲料等，都是不太合適的選擇。
- **食物的烹調方式：**在烹煮食物的時候，**盡量以清蒸及水煮的方法為主**，保留食物的原型及營養，避免採用勾芡、油炸、煎等方式烹調，除了容易攝取過多的熱量之外，也會使我們的血糖較為不穩定。而常見的水果，最佳的食用方式便是直接食用，不宜打成果汁。

● **進餐速度：**胰臟會分泌許多酵素，幫助食物的消化，其中也會消化澱粉，而我們的唾液也有這樣的功能。因此當我們仔細地咀嚼食物時，食物在口中滯留時間愈久，愈能減少胰臟的負擔，有助於調節血糖。

30 走進市場、賣場時，我們可以這樣選食材！

每天除了睡眠之外，最重要的部分就是飲食。所以從吃著手，對我們來說就是CP值最高的事，若我們可以持之以恆地使用這樣的飲食策略，相信對於預防腦霧，及抵抗腸道傷害有很大的幫助。

大家可依據本書提到，「食物原型」、「地中海飲食」、「低GI飲食」的重要飲食原則，根據時令、季節，挑選當季的食材，也盡量選擇我們本土當地的食材。食物的組合搭配，最好能夠經常變換和多元化一些，身體所攝取的養分和我們腸道中的菌落也能更均衡和多樣化。

- **主食類：**我們可以挑選**藜麥**、**糙米**、**燕麥**、**全麥等全穀類**，這類食物通常都是纖維含量較高、且未經加工後的品項，也通常都是低GI食材，同時有不錯的抗氧化力。一般的麩質加工食品，像包子、饅頭或是麵條就少量食用。

● **蛋、豆、魚、肉類：**大豆製品，像豆腐、豆漿、豆皮對腦部和賀爾蒙的平衡都不錯，魚類、雞蛋等也是很好的選擇，不但接近食物原型，也富含許多蛋白質，我們要吃，就要吃優質蛋白質。所以在蛋白質的攝取上，盡量少攝取紅肉，世界衛生組織把牛肉、羊肉、豬肉還有馬肉，都列在紅肉的範疇之內，可以盡量少量攝取。

● **蔬菜類：**蔬菜類的挑選，我們可以避免澱粉含量較高的根莖類（例如：胡蘿蔔），**以纖維含量高的深綠色葉菜類為主**，深綠色蔬菜（如：花椰菜、菠菜、芹菜等），裡面富含抗氧化的維他命C及葉黃素，對大腦很好。

● **水果類：**常見的櫻桃、梨子、李子、奇異果、蘋果等，都是屬於GI值較低的水果。莓果類（如：草莓、蔓越莓、藍莓等），含有足量的槲皮素及維他命C，都是屬於抗氧化力高的食物。

- **油品選擇：**盡量減少攝取動物性脂肪的機會。好的油品含有大量的不飽和脂肪酸，可以降低膽固醇跟發炎指數，在台灣除了橄欖油，我們還可以選擇葵花油、苦茶油或亞麻籽油。
- **零食：**地中海飲食建議以堅果來替代零食，像核桃、杏仁、腰果、開心果，因為堅果含有豐富的維他命B、維他命E、亞麻油酸，以及鎂、鋅、銅等微量元素，一天一小把，對於身體的抗氧化力，能有不錯的提升。**一般的甜食跟麩質加工食品就盡量避免**，所以盡量少買蛋糕、餅乾類的食品。
- **飲品：**記得別在酒品區流連太久，對大腦來說，大量充足的水分足以增進專注和思考的效率，而酒精不但無法消除腦霧，反而會增加發炎的機會，一定要小心！如果還是想要飲用一些可以增加生活情趣的飲料，可以選擇一些原料產區透明且高品質的茶類或咖啡。

- **天然香料：**許多天然的香草類都是抗氧化很好的食材選擇，像是羅勒葉、鼠尾草、百里香、薑黃等等，也很適合增加料理的風味。
- **適時補充益生菌和消化酵素：**市面上可以選擇的品項很多，但原則很簡單，盡量選擇有認證標章的大品牌，並且能夠在產品上清楚地標示成分和菌株，內容物不花俏愈單純愈好，選擇幾個好的品項後，也可以輪流使用，增加腸道菌落的多樣性。

光靠特殊飲食無法挽救腦霧

很多病人或親友常常問我，到底哪一種飲食法對「補腦」最有效，這種可以吃嗎？那種又可以嗎？

其實每個人所真正適合的飲食都不一樣，就腸道菌的角度來看，科學研究也證實，每個個體的腸道菌落就不盡相同，所以我們實在不應該偏廢任何一種飲食，只吃哪一類的食物，或是只吃某類益生菌，這也是為什麼有研究認為，濫用益生菌反而會帶來腦霧。

我認為對「腦—腸」的健康而言，把握簡單、樸素的飲食原則，均衡多元地攝取本土、當令的食材，避開容易傷腸、傷腦的地雷食物，就是最佳的策略。

再者，千萬別荒廢了生活型態及情緒的調理！在二〇六頁我們提到腦—腸緊緊相連，只有靠飲食的調整，卻還是讓自己整天處在焦慮和高張的壓力中，時常熬夜、日夜顛倒，這樣一來，就算我們吃進了多少好東西，腸道和大腦還是一樣備受威脅。

提醒大家，想要消除腦霧，飲食調整只是其中一環，你還必須搭配生活型態和情緒的調節，才能真正有效地提升大腦三原力。

31

想要擺脫腦霧和疼痛，請多喝水

人身體的百分之六十是由水組成的，大腦估計起來，更高達百分之七十至八十的組織都需要水，我常常舉例說，**缺水的身體就像乾癟的醃菜脯，單吃起來又鹹又硬**，一定要配合入湯或加入蛋液中，藉由水分的滋潤才會香味四溢。

脫水的大腦會當機

身體脫水的時候，發炎和疼痛是很難緩和下來的。缺水會誘發疼痛和頭痛，也會讓情緒不穩，身體容易覺得疲倦，專注力下降，發生腦霧現象的風險增加。

研究顯示，**身體脫水後，大腦代謝的效率會變差**。我們必須動用更多的神經細胞，消耗更多的腦力，才能達到和平常相同水準的認知功能。有一個限水的實驗發現，當我們缺水的時候，駕駛能力會明顯地下降，下降的程度有多少呢？居然相當於我們喝了一點小酒或是睡眠不足之後的駕駛表現！這些研究的結果都讓我們知道，身體的脫水狀態，的確會讓我們的執行功能變差，帶來明顯的腦霧現象。

脫水也讓你對疼痛更敏感。一個日本研究中，實驗人員將受試者的手臂浸入冷水中，測試他們對疼痛的敏感度，同時掃描當時大腦的狀態，研究中證明，脫水狀態會讓受試者的疼痛敏感性增加，他們會比攝取充足水分的人更早感到疼痛，這個敏感現象，也伴隨著掌管疼痛感知的腦區域活化。

喝水對消除腦霧的七大好處

充足水分的攝取，對我們身體的許多系統都有好處，這些好處都能直接或間接地幫助我們對抗腦霧（圖十七）：

❶ **維持日常體能表現：**凡體溫的調節、促進身體循環代謝、潤滑關節、防止組織黏膜過於乾燥，都是水分充足的效用。所以當運動後或是高溫的天氣下，易排汗的人若沒有趕緊適當補充水分，就很容易產生疲倦、頭暈、昏沉的感覺。

❷ **維持大腦正常運作：**在輕微脫水狀況下，就可能使大腦出現部分的功能缺損。有研究發現年輕女性在運動後水分若流失體重的百分之一．五（也就是說一名五十公斤的女生，流失約〇．七五公斤的水分），就有可能**出現情緒和注意力的問題**，頭痛發生的頻率也有可能增加。

❸ **預防及治療疼痛：**脫水會增加疼痛的敏感性，因此脫水可能會誘發頭痛和各式疼痛的發生，而好好補充水分，就能預防和減緩疼痛。

❹ **減緩便祕：**門診中有很多個案都有便祕情形，一問之下，每日的喝水量幾乎不到五百CC，增加水分的攝取至一千五百至二千CC後，大多

排便問題也能跟著解決。水分攝取不足，對老年人或年輕人都是發生便秘的高危險因子。想要增進腦—腸健康，水分是很好的保養品。

❺ 預防及治療腎結石和泌尿道感染：腎結石是一種十分疼痛的疾病，一是因為體質的遺傳，更多時候，是因為水分攝取不足，導致尿液濃縮而形成，所以多喝水可以防止結石形成。另外，已產生結石的人，在治療初期，也會建議大量飲水加快尿液排出。多喝水也可以預防泌尿道的細菌感染。

圖十七
喝水對消除腦霧的七大好處

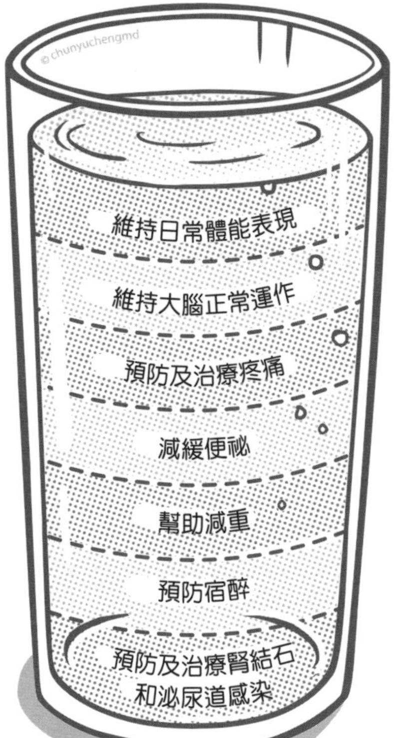

6 **預防宿醉：酒精是脫水的飲料**，當身體處於極度脫水時，就容易在隔天起床後，出現口乾舌燥、頭痛、疲倦的感覺。所以我常和個案說，能預防宿醉的最好方法，就是在喝酒前、中、後都搭配大量飲水，可以加速酒精的代謝、排出體外，預防宿醉發生。

7 **幫助減重：**喝水可以說是減重聖品，不僅增加飽足感，也可以提高基礎代謝率。有研究指出，**每日規律喝兩公升的水，就可以輕鬆增加每日卡路里的消耗**。

怎麼判斷水喝得夠不夠呢？

水分對我們的好處真的很多，它可以加強我們的新陳代謝跟循環功能，在身體發炎的時候，也可以適時地幫助我們把發炎的物質，或是不需要的廢物、毒素清除掉，所以對疼痛的減緩十分有幫助。大部分人外食多，味精和人工添加品的含量都偏高，也只有靠足夠大量的水分，才能幫助代謝。

平均來說，一個人體重一公斤大約需要三十CC的水，如果六十公斤的人，至少一天要喝一千五百至一千八百CC的水，才是真的足夠，如果夏天或是容易流汗體質的人，水量就要再往上增加三百至五百CC才行。

我們也可以簡單觀察排尿的狀況，如果喝水的量足夠，每隔一、兩個小時就會有尿意想上廁所，而且尿的顏色比較偏黃亮，氣味不會太重，這樣的水量大部分來說，就是喝得足夠的。但如果大半天的都沒有尿，而且排尿的顏色都偏橘黃，甚至起泡和味道很重，這就代表我們的喝水量應該是不夠的。

每天早起就先喝五百CC的溫開水，然後一天中定時補充水分，讓自己的身體充分地滋潤和飽水化，可以讓身體有能量，人有精神，疼痛和腦霧都會遠離你！

32

睡前追劇是腦霧致命傷？

近幾年的劇沒有最好看，只有更好看！我的病人群和朋友圈，很多人都陷入瘋狂追劇的生活中，平常大家回到家吃完晚餐，洗完澡，再做做手邊的事，最好的追劇時間，就是趁睡前的那段空檔了。

但必須要跟大家聊聊，睡前追劇可能會造成的大腦負擔！如果有腦霧問題的時候，還是要小心追劇為妙。

大家一定有這樣的經驗吧，隨著劇情的高潮起伏，一不小心就陷入了被歐巴寵愛的幸福中；有時劇情急轉直下，來個驚心動魄的場面，哇！這下子不得已關掉手機或是平板的時候，常常心情還是久久無法平復。

大家想想看，如果睡前的時候，心情的起伏那麼大，無法好好放鬆，是不是入睡的過程也許就不會那麼順利了？

加上盯著電子產品散發出的藍光，會抑制褪黑激素分泌，我們在第一二〇頁提到，褪黑激素是大腦中很聰明的睡眠誘發因子，因此褪黑激素的短缺，會導致大腦過於亢奮而睡不著，就算睡著了，搞不好夢裡千百回想的念的，都是剛剛糾結虐心的劇情，這更有可能會讓我們的睡眠品質下降。

睡前追劇的腦霧高風險

久而久之，如果我們總是沒有辦法睡得夠長夠深，我們的神經系統就容易不穩定。再加上追劇的時候，我們常常會靠在床邊，用手拿著手機或平板觀看，有時劇情高潮迭起，一個姿勢維持一至兩個小時都沒有調整，這種不正確的姿勢，長時間累積也會造成問題：

- 像是頭痛、頭脹或是頭暈，就會比較容易發作。

- 工作的時候也常常提不起勁，總是覺得自己十分地疲勞和倦怠。
- 明明沒有發生什麼特別惱人的事，卻發現自己愈來愈容易焦躁和易怒，好像看什麼都不太順眼。
- 還時常丟三落四，老闆或是客戶交代的事，一轉頭就忘得一乾二淨。
- 容易造成肌筋膜的發炎或緊縮，所以就比較容易感覺手臂、頸子、肩膀或是背部，開始產生痠、痛、或是緊繃的現象。
- 因為眼睛離螢幕過近和時間過長的使用，產生乾澀或是模糊的現象。

幸福追劇指南

下次追劇的時候，千萬要注意：

- 接近睡覺前的半個小時到一個小時，追劇就記得先暫停下來了，讓自己的腦袋和心情，能夠有一段舒緩平復的時間，聽聽OST（原聲帶）也不錯啊！

● **將電子產品的亮度調暗，或是切換到夜間護眼觀看模式**，讓眼睛適度休息，可以避免睡前藍光的刺激，使得腦子過於亢奮。

● 觀看的時候，盡量找一個能端正坐好的位置，讓背部有良好的支撐，避免攤靠在床上，記得將床留給睡眠就好。

● 將電子產品放在固定的台面，或是投影到比較大畫面的電腦螢幕或是電視上，不要讓脖子必須過度前屈凹彎，也盡量避免用手，長時間去支撐電子產品。

能夠確保睡眠的品質，讓大腦、神經、肌肉系統獲得適度的休息和保護，遠離疼痛和情緒不穩的偷襲，這樣我們才能盡情地享受追劇帶給我們的小確幸呀！

33

生理期和更年期相關的腦霧和疼痛

「我的腦霧跟生理期是不是相關啊?!」「每次生理期要來就頭痛是真的嗎？」「為什麼更年期之後就覺得自己的記憶力明顯退化？」

這些疑問的答案都是肯定的！

「賀爾蒙」（Hormone）是從古希臘語「Horman」這個字演變而來的，**意思是「動起來」**，賀爾蒙可以讓我們的身體和大腦充滿活力，保護身體免於發炎或感染。當賀爾蒙因為生理週期變化，或是年紀漸長產生衰退時，不論對男生或女生都有很大的影響，也因此，**「更年期」絕對不只是女性朋友的專利！**

生理期或更年期為什麼會不舒服？

對女性族群來說，我們的賀爾蒙就像上天給我們的禮物一般，其中雌激素（Estrogen）的部分，一生只有一湯匙的含量，會保護我們的身體和大腦，減緩疼痛，保持身體的活力。所以一旦生理期來，或是邁入更年期，當濃度開始變化，就會出現許多不舒服，包括身體各處的疼痛、疲倦、心情低落或是煩躁，睡眠不安穩，明顯的腦霧現象等等。

先帶大家了解女生的生理週期：女生身體內有很重要的女性賀爾蒙和內分泌激素，其中**雌激素**、**黃體素**、**還有血清素**，這三個對生理期和更年期相關的不舒服症狀，扮演著重要角色。

我們先從生理周期的變化看起，自然就會了解經前症候群和更年期的狀態，不管這三個重要激素的濃度在平常是怎麼變動的，在生理期要來之前，**分泌濃度就會降到最低點**。（圖十八）這個時候：

- **身體的發炎反應活躍**：常常這時你的肩部跟頸部都會覺得異常地緊綳跟

痠痛，加上血清素濃度降低，頭痛也會變得頻繁地發作。

- **情緒煩躁低落**：雌激素和血清素是天然的抗憂鬱劑，當這些激素降到低點的時候，我們常常會覺得情緒煩躁，有的時候甚至想要躲起來大哭一場。變得多愁善感、異常焦慮，情緒起伏高高低低的，自我價值感低落，變得很沒自信。

圖十八 生理周期的內分泌激素變化曲線

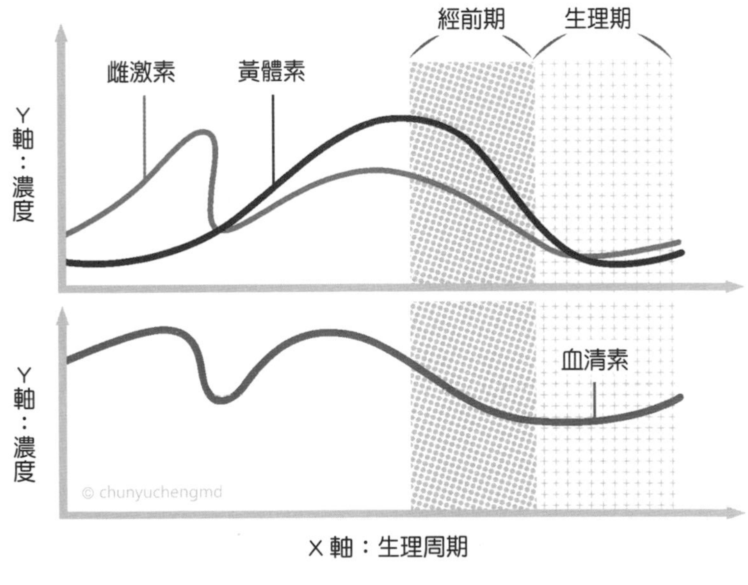

● **體力倦怠疲乏：**會不會也常常覺得怎麼生理期要來之前異常地倦怠，身體疲勞嗜睡，很想睡卻怎麼睡都睡不飽。

● **睡眠不安穩：**會變得很難入睡，或是淺眠，睡眠中間風吹草動就會驚醒，起來上廁所頻尿的情況也變嚴重。

● **無法專心、記憶變差：**這段時間多半工作會事倍功半，生活上丟三落四，整天昏沉，腦霧加劇！

其實跟生理期相關的疼痛和腦霧，廣義地來說就是「經前症候群」的一部分。所以我們的頭痛，最容易發生的時候，就是在生理期要來的前、中、後，尤其七、八成以上都是在生理期來「之前」，原因就是這個時候，這三個重要的內分泌激素，會降到最低點，使我們的身體出現異常變化。

更年期的大腦失去神經保護機制！

進入更年期，我們的雌激素也會開始逐年遞減，上面所提到的身體發炎、情緒煩躁低落、體力倦怠疲乏、睡眠不安穩、無法專心、記憶變差等等的情況，就是進入更年期後典型的症狀，幾乎跟經前症候群一模一樣。

> 雌激素可以增強神經的可塑性，也可以促進海馬迴（記憶中樞）的細胞活化，雌激素在多種實驗環境中被發現，在腦細胞缺氧或是處於神經毒性物質的沉澱堆積中，可以防止腦細胞大幅度的凋亡和損傷。

這也就是為什麼，**女性得到失智症的風險往往較高**。女性步入更年期後的狀態，被發現和失智症的發生風險息息相關，就是因為雌激素對大腦具有的神經性保護作用實在太重要！

怎麼對治生理期及更年期的疼痛和腦霧

● **練習記錄：**第一件事情就是請大家開始「做紀錄」，能夠釐清身體不舒服發生的位置、頻率、嚴重度，**透過記錄我們才可以設法找出相關的觸發因子**。現在有很多的手機APP都可以做到這一點，我們可以同時記錄生理期時間，可以記錄情緒起伏、疼痛的時間點，當這些資訊全部被記錄下來，你就可以很清楚地觀察到，自己的疼痛和腦霧是在哪一個時間，會特別不舒服。

- **刻意徹底休息和放空**：當你把第一步做好，會開始慢慢察覺自己身體細微的改變，我們會更能感知身體的狀態，知道自己已經即將進入生理期了，或是明顯在什麼情況下，容易有疼痛或是情緒的不穩。這個時候，**請記得開始刻意休息**，因為能夠有意識地讓自己刻意休息、放鬆、保持充足的睡眠，就能最直接、快速地幫助我們緩解疼痛，補充腦力，甚至穩定我們的情緒。
- **好好吃東西：像深綠色蔬菜**，花椰菜、菠菜等等，還有適量的堅果，這些食物都富含維他命B群，還有鎂離子，可以幫助我們穩定神經和情緒。富含維他命E的食物，也是我們可以多攝取的食物，在日常生活裡其實我最推薦你——**酪梨**。另外像**黑芝麻**、**小魚乾**等等，這些有鈣質的食物，對生理期或更年期的女性朋友也很好。

- **分享你的生理期或更年期資訊：**如果你真的有經前的不舒服，或更年期相關的疼痛或腦霧，別害羞！記得把這個資訊分享給你身邊的人知道，包括你的家人或是親密的伴侶。這並不是件羞赧的事，因為是身體自然的生理反應，讓身邊的人更知道在這些時間，要好好地照顧和體貼你，並且在身體不舒服的時候，能夠給你一些時間跟空間舒緩和休息。

- **調節和預防性治療：**如果以上四件事都做好了，但還是固定、規律地有身體不舒服，或是頻繁疼痛，可以尋求專業醫護的幫忙，幫助你在生理期或是更年期，為疼痛或腦霧進行調理及預防。**和賀爾蒙相關的頭痛、疼痛及睡眠障礙或是腦霧，是有機會被調理和治療的。**

大家可以開始觀察自己或身邊家人、伴侶、朋友的身體變化，其實**在台灣有六成以上的女生都有經前的不舒服**，而跟更年期相關的疼痛，更是十分常見。好好地做紀錄，觀察自己身體的變化，我們就有辦法對治它，便不會再被賀爾蒙輕易地綁架我們的大腦和身體。

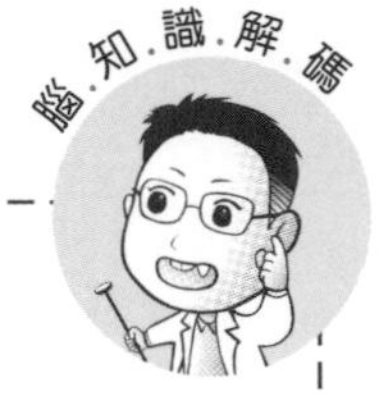

一生一湯匙，比黃金還珍貴的禮物——雌激素

男生和女生之間，生理和心理是有差異存在的，而這份差異最有可能來自於特別的女性賀爾蒙——雌激素（Estrogen），除了我們一眼就能明白的第二性徵之外，雌激素也與生理週期和更年期息息相關。

雌激素對於女人的生理機能有著不少好處。像是能夠刺激骨質生成、抑制骨質分解，維持骨骼健康，也可以保護血管彈性，避免血管硬化，減少發炎反應，更重要的是，可以讓皮膚相較於男生還要來得細緻光滑。

然而，隨著年歲漸增，邁入更年期以後，雌激素的濃度下降，相對應地，先前那些美好的影響都成了泡影，會開始出現失眠、關節僵硬、骨質疏鬆、腰痠背痛等等的問題，記憶力也大不如前，心情上也時時控制不住地低落。

所幸還有方法可以改善更年期帶給我們的困擾，那就是食療補充賀爾蒙，或是「賀爾蒙補充療法」（Hormone replacement therapy）。如果擔心自己會不會因為補充了雌激素而導致癌症，只要不聽信偏方、不恣意服藥、不擅自補充，與專業醫師面對面討論，找出一個對自己最好的方案，在配合醫師的監督下，短期、微量補充雌激素，在沒有特殊禁忌症的人身上，也許可以幫忙緩解嚴重的更年期症狀，像是失眠、疼痛或是情緒上的問題。

善待自己的身體，傾聽自己的情緒，雌激素是上天賜予女人的禮物，我們愈是了解它，就能夠讓這份禮物變得更加閃耀動人！

34

圖解緩痛舒腦的姿勢調整祕訣

消除腦霧一定要從日常緩解發炎及疼痛做起，如果常常覺得自己頭痛，或是肩、腰、背莫名痠痛，可能是你的不當姿勢害的。我們從生活中最重要的姿勢調整做起，簡單緩解和預防疼痛，進一步預防疼痛引起的腦霧現象，一起來看看你中槍了嗎？

以下是最常見的地雷姿勢，十分容易引起「頭、頸、肩、腰、背」疼痛的五大危險姿勢。

NG 打電腦時下巴前凸和聳肩

凸下巴加上駝背、聳肩，這就是我常說的「**烏龜姿勢**」。這個時候頸椎周圍和肩部的肌肉會過度緊縮，頸椎骨本身，也被不當擠壓，容易造成頭、頸、肩部和上背的痠、麻、痛。

▼**正確坐姿：**下巴輕微內縮，肩膀放鬆和自然下垂，不聳肩，手臂盡量有支撐不懸空，腰挺直，並且有椅背支撐。（請參閱圖1）

圖 1：打電腦時的 NG 坐姿與正確坐姿

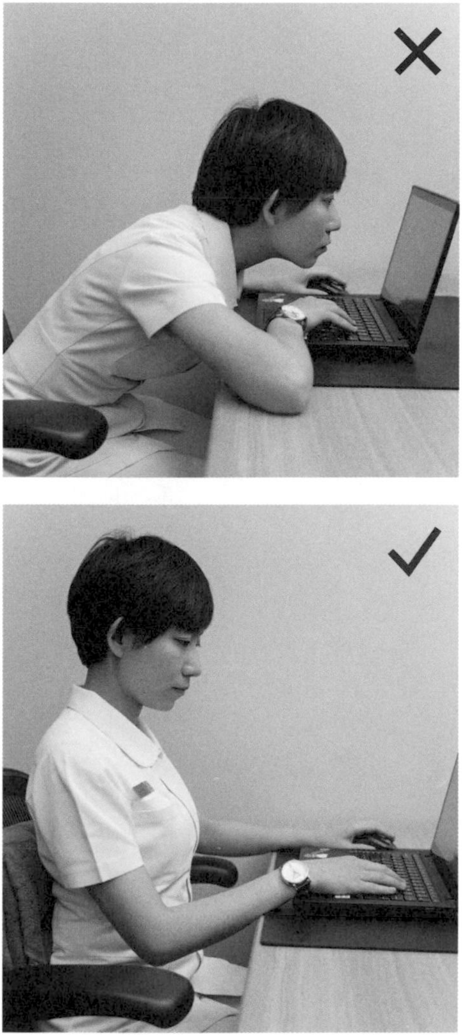

NG 癱坐在沙發上的馬鈴薯

相信碰到柔軟的沙發，大部分的人就會忍不住癱軟在沙發上，變成「沙發馬鈴薯」，這個時候你的下背多半是懸空的，脖子也過度前傾，過不了多久一定開始頭頸緊繃、腰痠背痛。

▼**建議你還是要：**臀部盡量往內坐，讓大腿穩坐在沙發上，腰部放一個抱枕或軟墊撐住，輕收下巴讓肩頸放鬆。（請參閱第二五六頁圖2）

NG 蹺腳低頭滑手機

是不是常常坐捷運時，就會忍不住開始低頭、蹺腳、滑手機，蹺腳會使你的骨盆重心歪斜，「骨盆傾斜」就會帶來下背疼痛或是功能性的長短腳，疼痛甚至常常會往下延伸至臀部跟大腿後側。

▼**矯正的訣竅：**請把雙側臀部坐穩，雙腿平放，然後記得收起你前凸小腹跟下巴，身體的重心和骨盆位置自然就會平穩。（請參閱圖3）

NG 隨興盤腿坐在地上

喜歡盤腿坐地上，這個時候你的「腰椎呈現後彎狀態」和骨盆後傾的結果，就會造成腰部椎間盤承受過大壓力，時間久了就成為「椎間盤突出」跟神經壓迫的元凶。而且盤腿容易造成膝蓋周圍的韌帶過度拉扯，也很容易演變成**膝蓋發炎和疼痛**。所以，千萬別再盤腿坐在地板上，讓你的腰部和膝蓋能夠獲得較好的壓力釋放。（請參閱圖4）

NG 睡前趴在床上追劇、滑手機

這個姿勢，因為肩膀和手前臂需要支撐身體的重量，很容易造成頭頸跟肩背部的疼痛發炎，頸椎過度後仰，**也容易造成頸椎病變**，產生神經壓迫。而且因為手肘長時間壓迫，還常常引發周圍尺神經壓迫，造成手部麻痛的現象。不管看平板和手機，都應盡量避免在床上，把床保留給睡覺時使用就好。（請參閱圖5）

圖 2：坐沙發椅的 NG 坐姿與正確坐姿

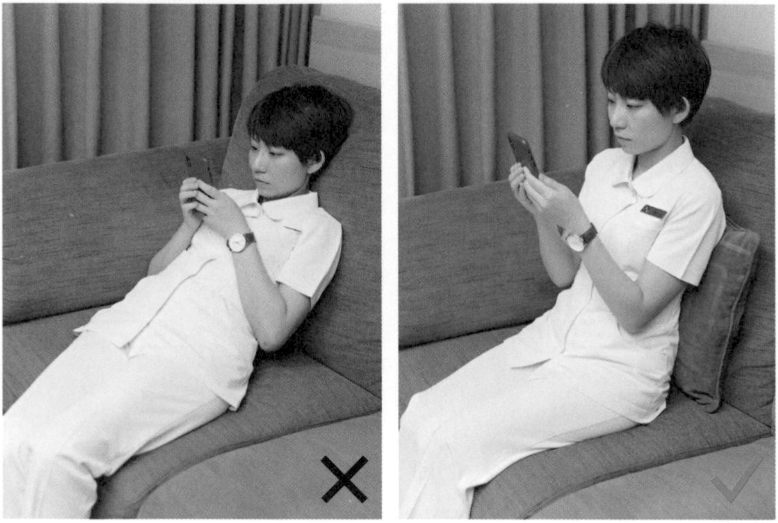

圖 3：坐大眾運輸工具時的 NG 坐姿與正確坐姿

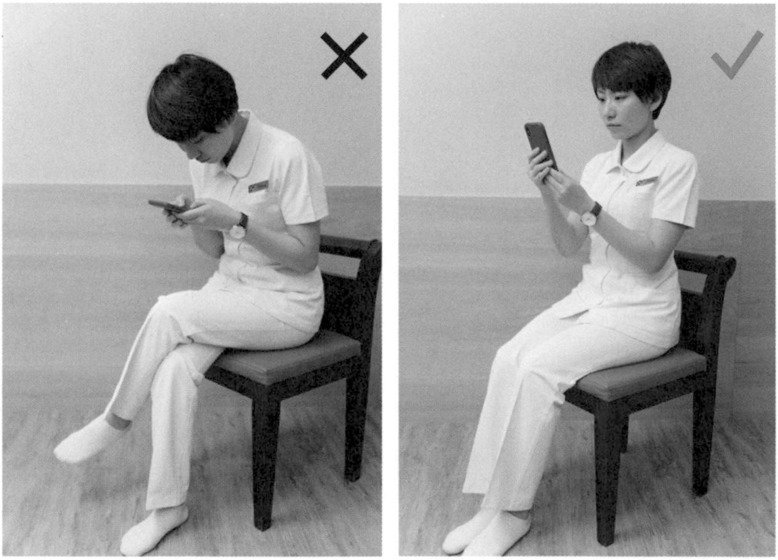

很多時候頭痛，或是肩、腰、背痠痛，是由於肩、頸、背部的肌肉筋膜緊縮、沾黏和發炎引起的。這常常來自我們日常生活姿勢的不正確，造成肌肉骨骼甚至神經系統的傷害，好好調整並且注意這些危險的姿勢，往往可以避免很多發炎疼痛的機會，不舒服也有可能不藥而癒喔！

特別感謝：本章節由「神經很有事」團隊，物理治療師——謝劭玟老師，共同指導審定完成。

圖 4：NG 坐姿——盤腿坐地

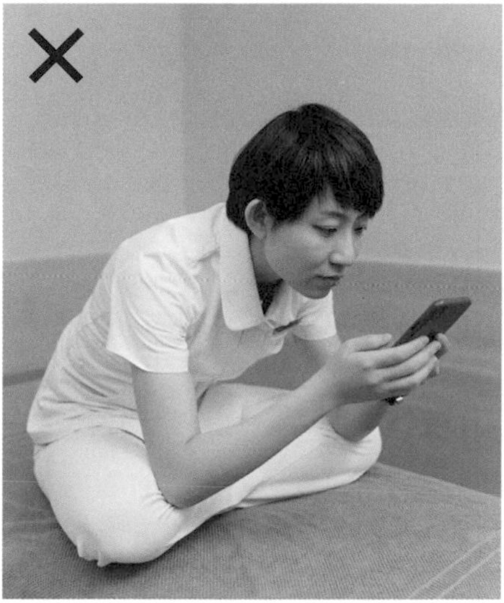

圖 5：NG 坐姿——趴在床上

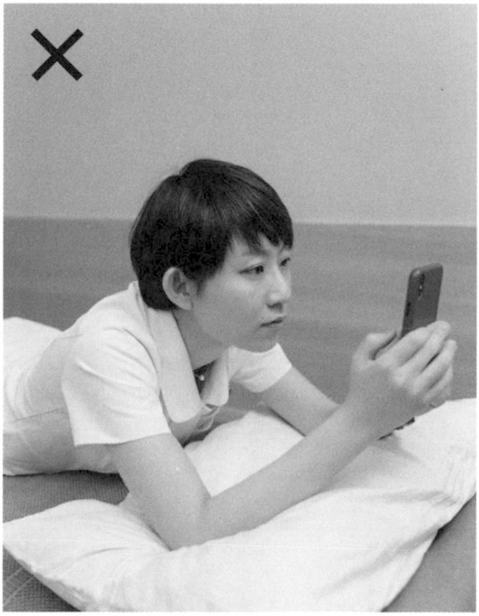

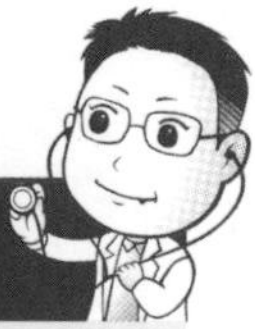

能忍則忍，疼痛盡量不吃藥最好？

一般人常會因止痛藥有傷腎、傷肝的副作用便敬而遠之，其實在疼痛專科醫師的指示下，適時、適量地使用止痛藥，不但不會產生上述的副作用，還能有效地治療疼痛，甚而預防疼痛頻繁發作所帶來的後遺症，包括腦心血管疾病，或是大腦神經性質變（Neuro-progression），避免疼痛演變成反覆、慢性又具有抗藥性的病程。

譬如以頭痛來說，當你的頭痛發作得非常頻繁，每次痛起來又很不舒服，這個時候，你可能會不經意地吃下大量的止痛藥，不但止痛藥的效果會愈來愈差，你的頭痛也會愈吃愈痛，還有可能會演變成「藥物成癮」！

這個時候，我們就要介入**疼痛神經活性的調理**，這些藥物不是坊間藥局買得到的普通止痛藥，調節神經疼痛活性，其實就像調理過敏體質一樣，你要給自己預備兩到三個月的調理時間，在這段時間，你會規律地每日服用疼痛神經調理的用藥，等到藥物濃度穩定時，疼痛的閾值就會提升，也就是對疼痛的感知不再如此敏感，你的頭痛自然慢慢地減緩，就可視情況減藥跟停藥。

35

讓大腦清明放鬆的呼吸練習

呼吸引導音頻

呼吸，是我們每一天不管醒著、睡著，都一定在發生的歷程，你可能會好奇，它跟大腦有什麼關係，還能消除腦霧嗎？

實際上，有方法、有意識地去呼吸，應該更精確地說，仔細去觀察跟調控呼吸，已經被科學研究證實，對生理跟心理有實質的效益，包括讓思考和專注提升，讓焦躁和憂鬱緩解，讓疼痛感知下降，讓睡眠更加深層有效率。

以上說的每一個好處，都可以找到醫學和科學研究為佐證。我們直接進入正題，分享該如何做好有效的呼吸練習。在這裡，你可以配合我為大家錄製的呼吸引導音頻，一起練習。（請掃右下方QR CODE）

有效的呼吸練習五步驟：

❶ 準備空間和時間

第一步，我們要找到一個合宜的空間和時間。空間指的是**安靜**、**光線不刺眼**、**空氣流通**、**溫度適宜**的地方，所以原則上坐著、躺著都可以；另外時間上，只要能有**二十至三十分鐘**左右，不被打擾的空檔即可，記得把手機設定為勿擾、靜音，你不會希望訊息的提醒聲，一直干擾你的呼吸和放鬆狀態。

❷ 調整姿勢和放鬆自己的身體

在我們開始練習呼吸之前，我們要先調整好放鬆的姿勢，並且觀察自己的身體。不管你是坐著或躺著，記得將你的肩膀放鬆，將全身緊繃的肌肉整個放鬆下來。如果坐著，記得收下巴、別駝背；如果躺著，記得按照一三二頁我們分享的方法，讓自己能很平穩放鬆地正躺在床上，這時候無論肩頸、腰背應該都要是放鬆的狀態。手可以輕鬆地交疊在腿上或是肚臍上方，或是你喜歡輕鬆地放在身體兩側都可以。

我們可以借助想像力：想像身體的每一塊肌肉，每一個器官，你的大腦，你的心，都完全地放鬆，好像它們鬆到要沉到地底下一樣。也或者可以想像自己就是那令人羨慕的毛小孩，像一隻貓，軟綿綿地躺在草地上。

❸ 觀察呼吸和身體的狀態

現在我們要開始觀察呼吸和自己的身體，先從觀察呼吸開始，你的呼吸是快的？還是慢的？你的呼吸是規律的嗎？還是有時急促，有時又深吸一口氣？你的呼吸是淺的？還是深的？你吸氣的時候，感覺是吸到胸口？還是感覺把氣深吸到腹部區域？

當你把姿勢調整好的時候，可以觀察看看，眼睛仍然是緊繃的嗎？牙齒還咬得很緊嗎？肩膀還是聳著的嗎？你還抓著你的手心嗎？或是蜷曲著緊繃的腳趾頭嗎？這些身體的部位還可以放得更鬆嗎？如果可以，我們要有意識地讓這些部位的壓力都更加鬆懈下來。

4 調整呼吸深度與節奏

給自己一段時間觀察身體和呼吸的狀態之後，我們可以開始慢慢地**把呼吸變深**、**變慢**，從變深開始，當然生理上，我們呼吸空氣，一定是把氣吸到肺臟做氣體交換。

但我想要你想像，把氣深吸到腹部肚子，這樣我們可以慢慢把呼吸變深，這是我們想要的，然後讓自己吸氣和吐氣的時間比例，盡量規律化，**成為1：2**。

譬如從吸氣兩秒、吐氣四秒開始，慢慢隨著身體的需要，再放慢到吸氣三秒、吐氣六秒，然後再進一步變成吸氣四秒、吐氣八秒，這是一個原則，你可以隨著自己的呼吸，去調整到你最舒適的節奏，但記得，呼吸要放深、放慢，然後讓它變得規律。

在練習呼吸的當下，我想再提醒你，一樣要觀察自己的身體是不是真的放鬆，還是你有哪個部位又不小心緊繃起來了？記得，隨時觀察你的呼吸，觀察你的身體，**一面觀察，再一面練習，「觀察」總是十分重要。**

❺ 和身體對話

在練習呼吸和觀察自己的過程，我很喜歡的一個重要步驟是，如果當下感覺大腦很緊繃，除了將它慢慢放鬆之外，**我還會向它傳達一個意念：「感謝你這麼辛苦啊！」**譬如覺得胸口或心頭很緊很重，我會盡量在當下透過呼吸，將它放鬆，並且生起一個念頭：「謝謝你為我承擔了這麼多！」這個過程往往可以讓放鬆更加徹底，也讓長期負荷過重的心和腦跟著舒坦起來。當然，身體任何一個部位都值得你傳達感謝之意，不管是你疼痛的膝蓋、腰背，都一樣，都可以試著這樣做。

自主神經失調的對治之道

當我們的身心處在壓力中，交感神經會過分活化，壓力賀爾蒙會分泌旺盛，這些變化，會讓我們的身體和心智變得緊繃，以便去面對外來的刺激跟麻煩。

但問題來了，如果連我們不需要面對挑戰的時候，或是我們想要好好休息的時候，交感神經還是無法緩和，讓我們身心放鬆的副交感神經，還是無法取而代之地作用呢？

就像橡皮筋拉緊的時間過長，我們的大腦和身心就會漸漸失去彈性，彈性疲乏久而久之就可能會導致腦霧現象，這就是大家常聽到的「自主神經失調」或是「自律神經失調」。

自主神經無法和諧運作，是一種現象，會造成包括睡眠障礙、長期疼痛等等很多問題，這會使我們的身心，該鬆的時候鬆不下來，該緊的時候又失去活力，就像腦霧的發生一樣，很多時候是因為我們身心背負太多壓力，卻沒有好好調節所產生的症狀。而呼吸練習，就是專門對治和預防這樣的壓力問題，**靠著穩定的呼吸練習，我們的副交感神經系統會重新拿回主導權，幫助身心慢慢放鬆下來。**

睡著也不要緊，因為睡著更好！

很多人會很緊張，如果我一不小心睡著了該怎麼辦？甚至因為每次練習就會睡著而覺得困擾？

> 在這裡，我們不強調修行，這是一個無關修練或任何宗教的呼吸練習，這只是一個讓大腦放鬆和充電的呼吸練習，如果你不小心睡著了也沒有關係，如果這樣的練習可以幫助你在睡前順利入睡，也很好。

所以你可以在任何時候做：起床準備甦醒的半小時；午休的半小時；你準備上台報告前的半小時；你沮喪失意到不知如何是好的半小時；就算在某些時候靜不下來做練習，也可以放著引導的音頻一面聽，慢慢讓自己先舒緩下來。這個呼吸練習，可以幫助你更好地運用那些空檔時間，持之以恆，為大腦消除腦霧，帶來更多的清明狀態。

36 舒腦鬆筋的自我按摩和伸展計畫

透過這些在家中或是辦公室，也可以簡單執行的按摩及伸展運動，我們可以促進周邊組織的血液循環，將緊繃、僵硬的肌肉筋膜組織放鬆，也可以跟著這些運動讓大腦思緒平靜下來，是舒腦鬆筋和緩解疼痛的好方法。

按摩和伸展運動的核心訣竅：

任何的按摩和伸展運動，都有幾個重要的訣竅跟原則，掌握這幾點，才能真正舒腦鬆筋，不然還有可能愈做愈痛，愈做愈緊繃：

● **任何動作，都是漸進式的「慢動作」：** 做伸展運動的時候，要慢慢拉伸我們的肩頸或肢體，而且要量力而為，剛開始做不了幅度或角度太大的動作也沒有關係，不要一下用力過頭，一下又把伸展的部位放掉得太快。伸展運動要**慢收**、**慢放**，包括自我按摩也是**慢壓**、**慢放**，然後漸進地調整，一切都要把握「慢慢來」的原則。

- **配合規律呼吸，不憋氣：**在任何慢動作的過程，一定要記得保持規律的呼吸。大家最常見的誤區，就是一做動作就開始憋氣，呼吸的節奏亂掉了，就不容易達到身體和大腦的放鬆狀態。
- **做到「痠和緊」的感覺，而不是痛：**很多人在做自我按摩或是伸展的時候，往往不知道力道和角度要怎麼拿捏，所以往往都是做過頭。通常我們按壓肌肉筋膜組織，或是拉伸的時候，都是做到有**「痠和緊」的感覺即可**，然後就維持五至十秒，再輕輕、慢慢地放掉力道，重複一組動作再做三至五回，千萬不要猛力按壓或拉到疼痛，做到痛得哇哇叫，不但沒有舒腦，反而適得其反造成二次傷害。

四個頭部和面部的重點按壓

❶ **眉心：**這個動作，我們會按壓到眉心中間的**鼻眉肌**，用兩手大拇指或是中指深壓到有痠、緊的感覺，然後維持五至十秒，再慢慢放掉力道，可以重複三至五回。在做這個按壓動作時，要**小心避免直接壓迫到眼球**。

❷ **額頭：**在這個部位，我們會沿著**眉骨上緣**，用食指和中指一起，做由內而外的滑動推壓，從眉頭向眉尾的方向，想像手指將肌肉由內向外推散開來的感覺，重複五至十次，這也能促進眼周和額頭的血液循環。

❸ **頭部雙側的顳部肌肉：**我們頭兩側的顳肌腫脹緊縮的時候，時常會導致太陽穴或是頭部雙側，甚至是耳周的腫脹疼痛，這個位置的按摩

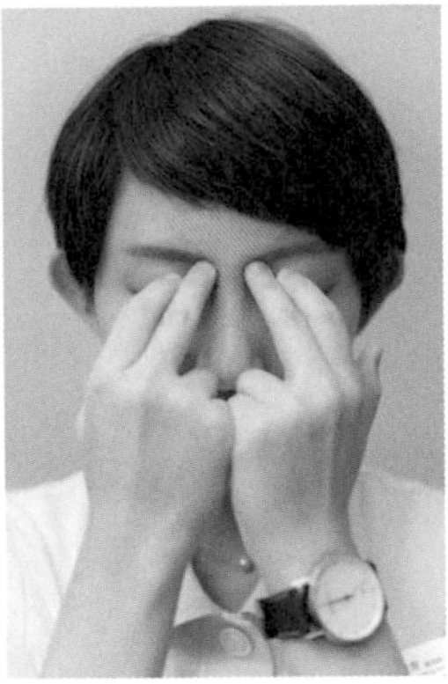

❶ 按壓眉心

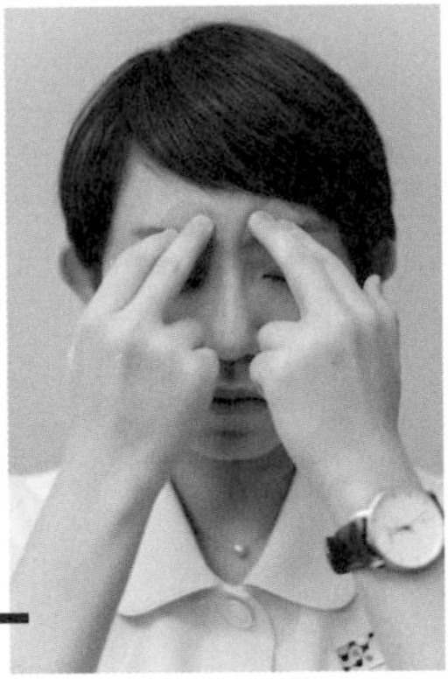

❷ 按壓額頭

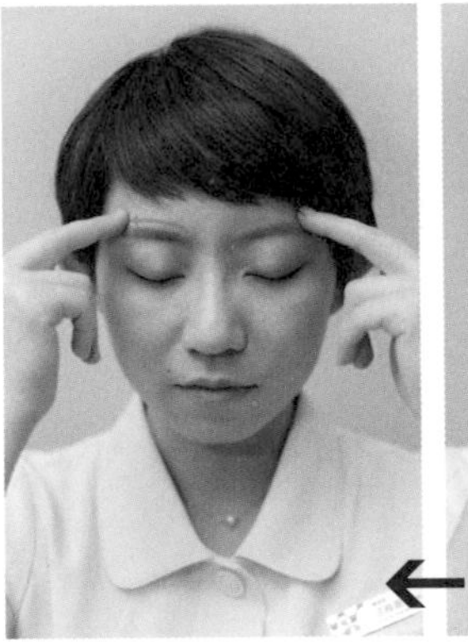

能適時緩解這些緊脹痠痛的不舒服。**按壓點的目標位置：**我們將小拇指放在眼角，食指落在耳朵上方時，中指的位置大約就是按壓點；或是可以咬緊臼齒，然後找到頭兩側的顳肌鼓起處，一樣可以深壓五至十秒，重複三至五回。

❹ **面部咀嚼肌：**緊張的情緒和壓力，時常會讓我們牙關緊咬，有些時候即便睡眠當中都還無法放鬆，下意識地一直緊咬著，因此我們要練習**觀察和按摩我們的咀嚼肌**，這可以讓我們漸漸改掉牙關緊咬的習慣，也可以幫助我們放鬆身心。**按壓點的目標位置：**當我們咬緊臼齒的時候，可以用手指感覺到面部顳顎關節的周圍，有塊凸起的大肌肉，那就是我們按壓的目標位置，可以深壓五至十秒，重複三至五回。

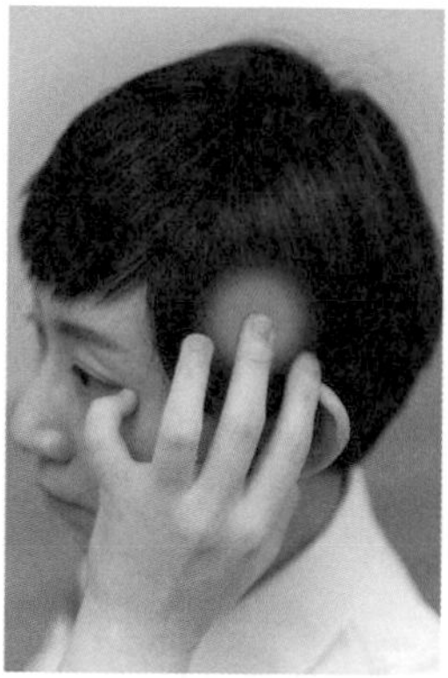

❸ 按壓顳部

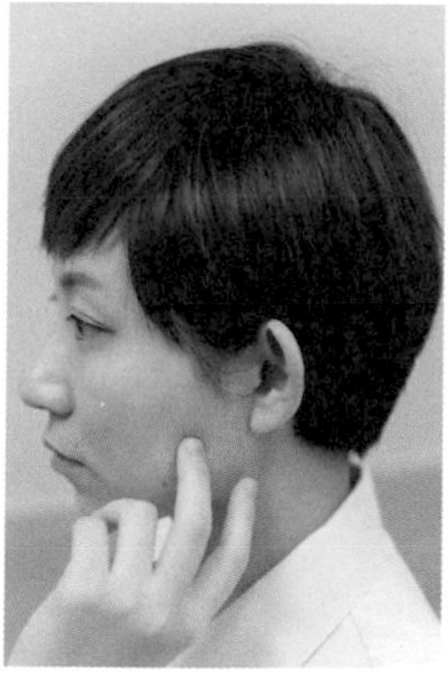

❹ 按壓咀嚼肌

四個肩頸和上背的拉伸動作

做這些拉伸動作之前，**記得要收下巴，然後不聳肩，將肩膀放鬆，之後即可一面配合規律呼吸，慢拉、慢放。**（請看第二七二頁的圖5-1）

❶ **後頸的放鬆伸展：**收下巴，向下低頭，然後將下巴盡量貼近胸前，可以雙手手掌放置在後腦勺的位置，輕輕將頭微微下壓，用雙手本身的重量輕壓即可，慢慢拉伸後頸部，維持五至十秒，再輕輕將頭部回正，重複三至五回。（圖5-2）

❷ **頸部兩側的放鬆伸展：**假設我們要先拉伸左側頸部，保持左肩放鬆向下，將右耳盡量貼近右肩，可以稍微用右手掌放置在左耳處，將頭輕輕下壓一些，眼睛自然向前看，然後維持五至十秒，再輕輕地將頭部和頸部回正。然後重複另一側的動作。（圖6-1 6-2）

❸ **上背的放鬆伸展：**假設我們要先拉伸左側上背，也就是上斜方肌，保持左肩放鬆向下，將頭慢慢地下壓，下巴靠近胸口，然後將頭轉向左

側天花板，就好像向左上方抬頭看一樣（**抬頭看「同側」天花板**），右手可以輔助動作的深度，然後維持五至十秒，再輕輕地將頭部和頸部回正，重複三至五回。然後重複另一側的動作。（圖7-1 7-2）

❹ **肩胛的放鬆伸展**：假設我們要拉伸左側的提肩胛肌，保持左肩放鬆向下，將頭慢慢地下壓，下巴靠近胸口，然後將頭轉向右側地板，右手一樣可以輔助動作的深度，然後低頭看右側地板（**低頭看「對側」地板**，有發現這個動作跟上個動作的微妙差別了嗎？），然後維持五至十秒，再輕輕地將頭部和頸部回正，重複三至五回。然後重複另一側的動作。（圖8-1 8-2）

特別感謝：本章節由「神經很有事」團隊，物理治療師——謝劭玟老師，共同指導審定完成。

❺ 後頸的放鬆伸展

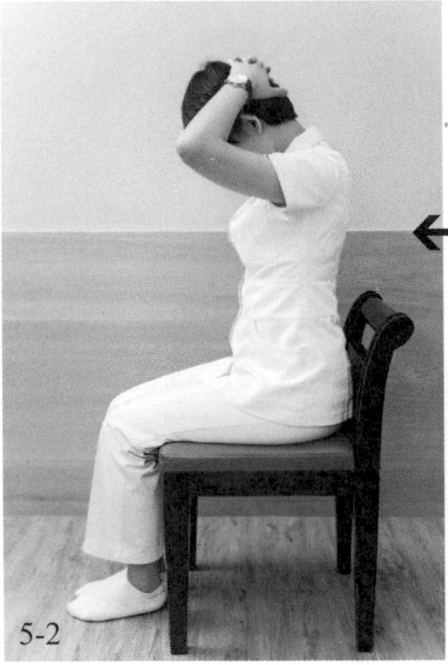
5-2

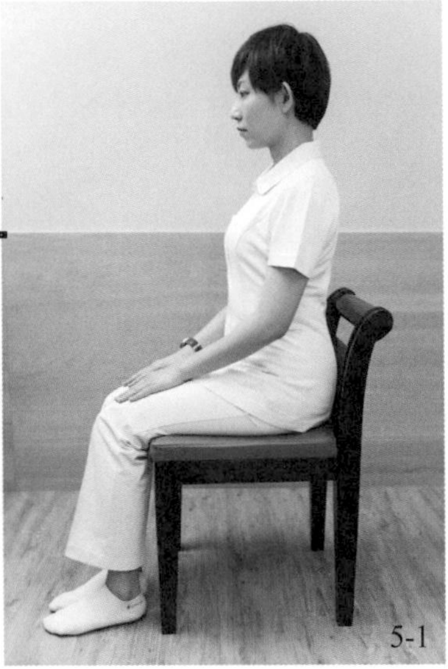
5-1

❻ 側頸的放鬆伸展

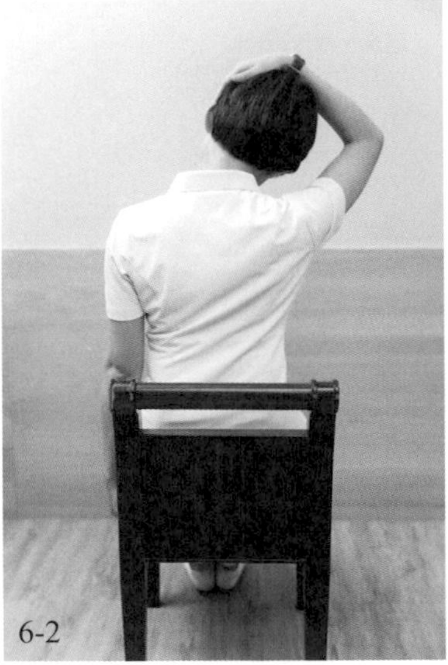
6-2

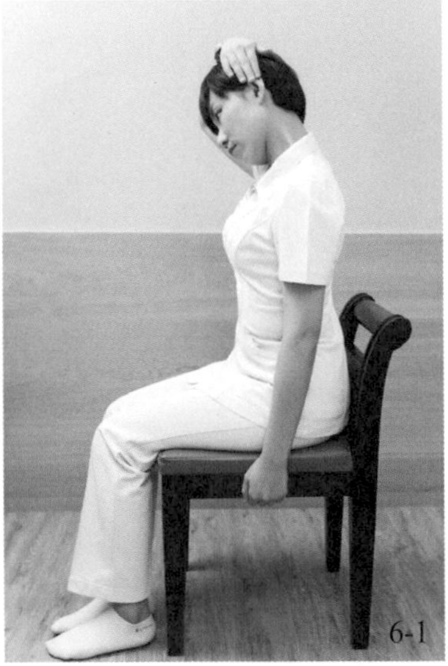
6-1

❼ 上背的放鬆伸展

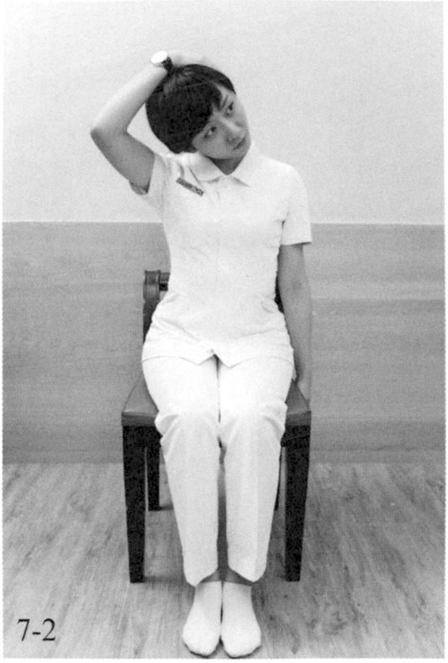

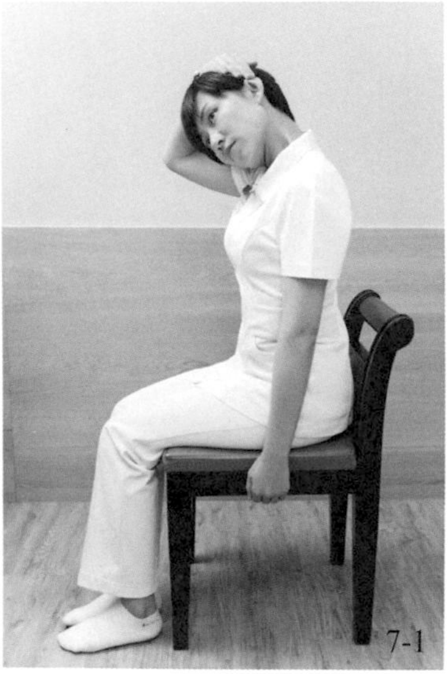

❽ 肩胛的放鬆伸展

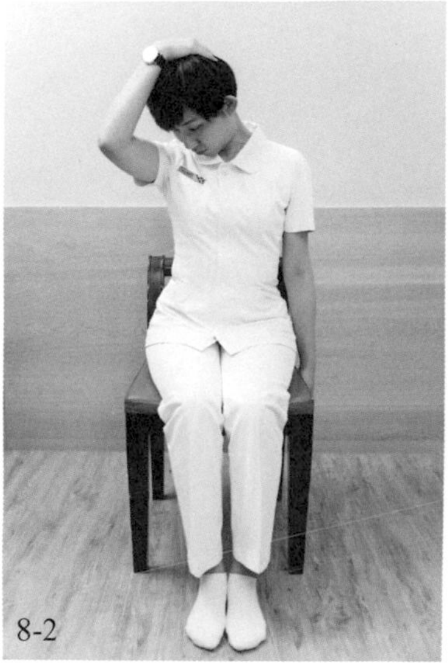

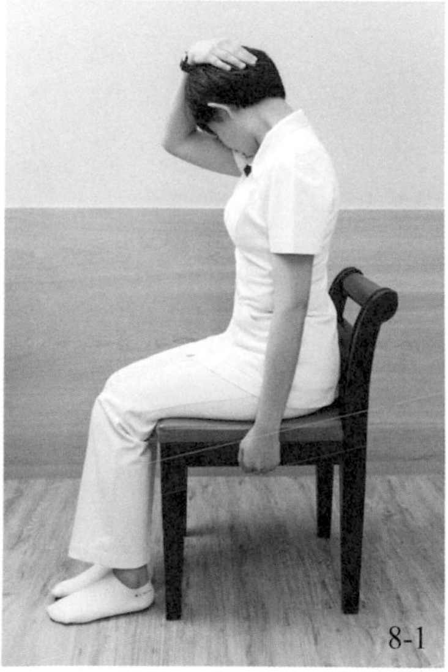

總結

腦霧的覺醒之路！

我們常常會夢想追求卓越的能力，希望能夠駕馭更多工作，照顧更多人，期盼自己的生活和事業都能更多元、豐富，但往往我們忘了這一切的起始和根本，都需要來自一顆清明的大腦，**所以我們才能擁有穩固的基本能力「大腦三原力」——好的專注力、記憶力和思考理解力。**

自我覺察是儲存腦本的開始

在整個身體的組成和運作中，有一些是我們經常能關注到的器官（多半不是大腦），譬如腸胃系統、心臟或肝臟，看看市面上的保養品，大都是健胃、強心、補肝，但多半「補腦」就好像是老年人的專利，只有到了懷疑是不是失智的時候，才會緊張自己的腦神經系統是否健康。

很多人會把健忘、失神，當成一種常見的「文明病」，覺得自己只要可以撐、可以忍就好，卻忽略了「大腦」才是我們身體最重要的靈魂系統，沒有之一，掌管了我們的意識、思考、情緒、生命徵象、內分泌、日夜節律、各種欲望、精神狀況、疼痛、平衡和各種重要的感知。

因為大腦神經系統的失調和疾病，大多是眼睛看不見的，通常任何精密檢查也難以偵測到功能性的問題，就像把過熱、過慢的電腦放進X光機裡掃描一樣，你還是看不出CPU、排線、記憶體本身到底怎麼了。只有我們能真正好好自我覺知，省視自己的功能表現狀態，就像在書中提到的腦霧量表一樣，一個一個問題地問自己，我們才能靜下來感知，自己的大腦是否真的健康無虞？還是腦霧已經悄悄籠罩你。

趨吉——促進大腦三原力覺醒

- **接近大自然、享受森林浴：**注意每天呼吸的空氣！休假時記得留給自己到戶外走走的時間，**讓大自然幫助我們平衡壓力賀爾蒙和自律神經系統，也能舒緩焦慮、改善大腦認知功能**。小心避免暴露在環境高濃度的 $PM_{2.5}$ 和「二氧化氮」中，居家要儘量避免在通勤的尖峰時間開窗，在長時間生活或工作的場域，也可以設置空氣清淨機幫忙改善空氣品質。**「菸害」的影響也很大**，所以自己不抽菸、也不要吸別人的二手菸，電子菸依舊有傷害，能少則少。
- **睡個好覺：**充足和深層的睡眠，有助於腦細胞的休息和自我修復。良好的睡眠能**「鞏固記憶」**，把一個個的記憶片段，比喻成一本本的書，睡眠，就是將書本好好存放至書櫃裡的過程，確保是下次需要時，能迅速找到你要的書，也就是良好的記憶提取。睡眠也能促進大腦的可塑性，同時**增加大腦廢物清除的能力**。

● **儲存「腦本」：**保持、培養自己的好奇心，不害怕去學習新的事物，培養多個除了工作以外的興趣或專長。多維度的生活，可以讓大腦持續「保鮮」，增加多樣化的生活面貌，是提升記憶力很好的方法。也要**維持良好溝通能力：**不斷練習表達與溝通，無論是聽、說、讀、寫。由於中年後罹患「重聽」的機會並不低，因此能即時矯正「重聽」的現象就特別重要。隨著成長，**不停滯地探索新事物**，是任何年齡都適用，活化腦細胞的根本方法。

● **保持正向樂觀，積極參與社群：**別一直宅在家，維持社交連結，拒絕孤僻和憂鬱生活。研究告訴我們，離群索居的人罹患失智、高血壓、心臟病和憂鬱症的風險，確實都比一般人來得高。積極參與社交活動，培養體育、文化相關的興趣，結交有共同興趣的朋友，這份建立在共同基礎的友誼和陪伴，往往更長久也更單純，讓大腦常保活化，專注、記憶和思考理解力自然穩固。

- **吃得好，保持「腦—腸」連結的健康：**特別注意要少吃加工品和甜食，**多吃食物原型和多喝水**。避免會讓身體發炎及疼痛的地雷食物，**抗氧化的「地中海飲食」**被證實能預防老化和失智，多吃深綠色蔬菜和水果，食用富含Omega-3的植物油如橄欖油，和每天一小把的堅果。也別忘了採用低GI飲食法，這些飲食原則都能為大腦提供保護作用。**小酌無傷、但千萬別過量，記得控制每周喝酒不超過兩瓶葡萄酒的酒精量，避免失智風險增高！**
- **呼吸靜心練習：**用有意識地放鬆和呼吸練習，為大腦進行充電，讓我們將心和腦真正靜下來，這麼做可以幫助我們提升思考、專注和記憶，讓焦躁和憂鬱緩解，讓疼痛感知下降，讓睡眠更加深層有效率，對於消除腦霧和預防大腦退化十分重要。
- **讓身體動起來：別再把運動很累當作藉口了！擁有規律散步的習慣，比起完全不動的人，未來罹患失智症的風險就能降低**。維持運動和戶外活動的習慣，不但強化腦部、血管、肌肉骨骼的機能，更能使得情緒較容易保持愉悅平穩。身體多動是大腦能保持健康的關鍵因素，**只要規律簡單的有氧運動**，像是每天快走十五至三十分鐘以上，騎單車和游泳也很好，就能產生保護大腦的作用。

避凶──減少大腦三原力的損傷

- **遠離疼痛和發炎**：身體周邊組織慢性的發炎、疼痛，會使我們的大腦也開始發炎，這就是**「身體發炎」**－**「微膠細胞過度活化」**－**「慢性大腦發炎」**的惡性循環。無論是頭痛，或是身體周邊組織的疼痛，都必須要及時適當地治療，避免我們的神經細胞受到進一步的質變和危害。疼痛不能忍耐，它是身體和你溝通的語言，仔細聆聽疼痛的聲音，它會為你傳遞珍貴的訊息。
- **避免地雷姿勢**：消除腦霧，一定要從重要的日常姿勢調整做起，避免肩、腰、背發炎及疼痛的姿勢，也要好好調整自己的睡眠姿勢，很多時候失眠或是痠痛，可能是你不當姿勢害的。也要記得搭配規律的按摩和拉伸運動，幫助你舒腦緩痛。

- **像士兵一般保護你的大腦**：不管是工作或是平時的休閒運動，儘量避免頭部的外傷或頻繁撞擊，像是騎車通勤、拳擊、騎馬等等的活動，都要佩戴完整的防護裝備，避免創傷性腦損傷帶來的失智風險。
- **避免憂鬱和寂寞情緒**：憂鬱的人，在腦中的記憶中樞——海馬迴，會相較於健康人來得萎縮，也容易造成神經性發炎反應及質變。「感到寂寞」的人，未來十年罹患失智症的風險約有一點五倍。**每天和親朋好友進行有意義互動的人，未來罹患失智的風險降低**。所以為了保護大腦，儘管工作和人際有諸多壓力，為了避免腦霧、失智找上門，打起精神、樂觀正向的生活是必需的。
- **對抗新冠腦霧和後遺症**：第一時間能避免自己感染新冠肺炎最重要，

利用正確飲食、生活習慣、規律運動和接近大自然的戶外活動，減緩神經性發炎和改善血管內皮細胞的功能。完整接種疫苗也可能有機會降低產生新冠長期症狀的發生率。**照顧自己的睡眠品質，避免產生創傷後壓力症候群或是憂鬱、焦慮等情緒風險，也能幫助我們遠離新冠腦霧。**

- **避免生理期和更年期對大腦的傷害：** 雌激素以及賀爾蒙的不穩定及缺乏，會造成腦霧和疼痛，在台灣有六成女生都有經前的不舒服，而更年期相關的腦霧及疼痛，更是十分常見。好好地做紀錄，觀察自己身體的變化，睡好、吃好，我們就不會再被賀爾蒙輕易地綁架我們的大腦！

- **保護「腦－心」連結：** 心和腦之間的交互影響是很緊密的，心律不整、心臟病和心臟衰竭，都會造成大腦的損傷，不但要治療心臟疾病，還要確保有顆快樂和開闊的心，這都能幫助我們遠離腦霧。**控制**

血壓和血糖：沒有好好控制的高血壓和糖尿病，都會增加腦細胞的老化速度，增加腦部小血管病變的風險，甚至中風的機會。避免肥胖、控制血糖，藉此可以維持良好的新陳代謝，也降低身體的發炎反應。

大腦比你想像的更需要你

隨著醫學的進展，現今的我們，預期壽命平均已經來到八十至一百歲了，也就是我們需要有健康大腦支撐我們好好生活的時間需求，是比以往人類預期的要再多好多。

以前六十歲就退休養老的生活，已經不是主流了，就算你想這麼過，但接下來到一百歲之間的四十年，還是得想辦法過得更好才行。這就是為什麼預防大腦退化和腦霧是一輩子的幸福關鍵，專注、記憶和思考理解力這大腦三原力的保健和提升，必須從此刻開始做起，否則一

旦腦細胞的傷害過多、過大，就像罹患失智，目前仍是無法逆轉、治癒的疾病。

願腦原力與你同在！

在我的診間，每天都流轉著許多專注、記憶力退化的個案，甚至有許多人已經被診斷罹患失智症。

我時常都這樣說，就算大腦功能退化，也絕對不到要放棄的時刻，因為腦本或多或少每個人不相同，但總是必定存在的，一定還有存活的腦細胞，在我們的大腦內運作著。我不是不著邊際地給希望，而是腦神經系統的可塑性是確實存在的，只是我們是不是真的願意用對的方法，去活化和啟動它潛在的可能性，並且認知到，我們的大腦有多需要我們。擁有正確的動機和腦知識，大腦才能運作得宜，並且為我們貢獻更多。

在我們都如此渴望，自己能精采地去過每一天的同時，**讓我們一起**

運用書中的內容，進行大腦三原力的覺醒升級，用更多對「腦霧」的理解，將這份恐懼扭轉為更正面的預防力量。我真心盼望書中所分享的各種角度和方法，都能成為你最堅固的基石，讓你能擁有一顆清明靈活的大腦，讓這本書助你一臂之力，實現那個你一直都期待著的夢想，攀上生命的各種巔峰。

「願腦原力與你同在！」May the Brain Force be with you!

祝福你 和 你的大腦！

參考文獻

1. Huang, C., et al., 6-month consequences of COVID-19 in patients discharged from hospital: a cohort study. Lancet, 2021. 397(10270): p. 220-232.
2. Groff, D., et al., Short-term and Long-term Rates of Postacute Sequelae of SARS-CoV-2 Infection: A Systematic Review. JAMA Netw Open, 2021. 4(10): p. e2128568.
3. Spudich, S. and A. Nath, Nervous system consequences of COVID-19. Science, 2022. 375(6578): p. 267-269.
4. Ellul, M.A., et al., Neurological associations of COVID-19. Lancet Neurol, 2020. 19(9): p. 767-783.
5. Nalbandian, A., et al., Post-acute COVID-19 syndrome. Nat Med, 2021. 27(4): p. 601-615.
6. Salinas, J., et al., Association of Loneliness With 10-Year Dementia Risk and Early Markers of Vulnerability for Neurocognitive Decline. Neurology, 2022.
7. Ceban, F., et al., Fatigue and cognitive impairment in Post-COVID-19 Syndrome: A systematic review and meta-analysis. Brain Behav Immun, 2021. 101: p. 93-135.
8. Soriano, J.B., et al., A clinical case definition of post-COVID-19 condition by a Delphi consensus. Lancet Infect Dis, 2021.
9. McAlpine, L.S., et al., Ischemic Stroke, Inflammation, and Endotheliopathy in COVID-19 Patients. Stroke, 2021. 52(6): p. e233-e238.
10. Matschke, J., et al., Neuropathology of patients with COVID-19 in Germany: a post-mortem case series. Lancet Neurol, 2020. 19(11): p. 919-929.
11. Aiyegbusi, O.L., et al., Symptoms, complications and management of long COVID: a review. J R Soc Med, 2021. 114(9): p. 428-442.
12. Theoharides, T.C., et al., Long-COVID syndrome-associated brain fog and chemofog: Luteolin to the rescue. Biofactors, 2021. 47(2): p. 232-241.
13. Alkodaymi, M.S., et al., Prevalence of post-acute COVID-19 syndrome symptoms at different follow-up periods: A systematic review and meta-analysis. Clin Microbiol Infect, 2022.
14. Graham, E.L., et al., Persistent neurologic symptoms and cognitive dysfunction in non-hospitalized Covid-19 "long haulers". Ann Clin Transl Neurol, 2021. 8(5): p. 1073-1085.
15. Tabacof, L., et al., Post-acute COVID-19 Syndrome Negatively Impacts Physical Function, Cognitive Function, Health-Related Quality of Life, and Participation. Am J Phys Med Rehabil, 2022. 101(1): p. 48-52.
16. Lam, M.H., et al., Mental morbidities and chronic fatigue in severe acute respiratory syndrome survivors: long-term follow-up. Arch Intern Med, 2009. 169(22): p. 2142-7.
17. Yang, A.C., et al., Publisher Correction: Dysregulation of brain and choroid plexus cell types in severe COVID-19. Nature, 2021. 598(7882): p. E4.
18. Fernandez-Castaneda, A., et al., Mild respiratory SARS-CoV-2 infection can cause multi-lineage cellular dysregulation and myelin loss in the brain. bioRxiv, 2022.
19. Apple, A.C., et al., Risk factors and abnormal cerebrospinal fluid associate with cognitive symptoms after mild COVID-19. Ann Clin Transl Neurol, 2022.
20. Mazza, M.G., et al., Persistent psychopathology and neurocognitive impairment in COVID-19 survivors: Effect of inflammatory biomarkers at three-month follow-up. Brain Behav Immun, 2021. 94: p. 138-147.
21. Kaseda, E.T. and A.J. Levine, Post-traumatic stress disorder: A differential diagnostic consideration for COVID-19 survivors. Clin Neuropsychol, 2020. 34(7-8): p. 1498-1514.
22. Yaffe, K., et al., Posttraumatic stress disorder and risk of dementia among US veterans. Arch Gen Psychiatry, 2010. 67(6): p. 608-13.

23. Pal, R., COVID-19, hypothalamo-pituitary-adrenal axis and clinical implications. Endocrine, 2020. 68(2): p. 251-252.
24. Schou, T.M., et al., Psychiatric and neuropsychiatric sequelae of COVID-19 - A systematic review. Brain Behav Immun, 2021. 97: p. 328-348.
25. Akbarialiabad, H., et al., Long COVID, a comprehensive systematic scoping review. Infection, 2021. 49(6): p. 1163-1186.
26. Stookey, J.D., et al., Hypotheses about sub-optimal hydration in the weeks before coronavirus disease (COVID-19) as a risk factor for dying from COVID-19. Med Hypotheses, 2020. 144: p. 110237.
27. Su, Y., et al., Multiple Early Factors Anticipate Post-Acute COVID-19 Sequelae. Cell, 2022.
28. De Miguel, Z., et al., Exercise plasma boosts memory and dampens brain inflammation via clusterin. Nature, 2021. 600(7889): p. 494-499.
29. Yoon, M., et al., Association of Physical Activity Level With Risk of Dementia in a Nationwide Cohort in Korea. JAMA Netw Open, 2021. 4(12): p. e2138526.
30. Nayor, M., et al., Metabolic Architecture of Acute Exercise Response in Middle-Aged Adults in the Community. Circulation, 2020. 142(20): p. 1905-1924.
31. Kuodi, P., et al., Association between vaccination status and reported incidence of post-acute COVID-19 symptoms in Israel: a cross-sectional study of patients tested between March 2020 and November 2021. medRxiv, 2022: p. 2022.01.05.22268800.
32. Sabia, S., et al., Association of sleep duration in middle and old age with incidence of dementia. Nat Commun, 2021. 12(1): p. 2289.
33. Sun, L., et al., Prevalence and risk factors for acute posttraumatic stress disorder during the COVID-19 outbreak. J Affect Disord, 2021. 283: p. 123-129.
34. Livingston, G., et al., Dementia prevention, intervention, and care: 2020 report of the Lancet Commission. Lancet, 2020. 396(10248): p. 413-446.
35. Sabia, S., et al., Alcohol consumption and risk of dementia: 23 year follow-up of Whitehall II cohort study. BMJ, 2018. 362: p. k2927.
36. Shi, L., et al., A national cohort study (2000-2018) of long-term air pollution exposure and incident dementia in older adults in the United States. Nat Commun, 2021. 12(1): p. 6754.
37. Li, L., et al., Effects of Electronic Cigarettes on Indoor Air Quality and Health. Annu Rev Public Health, 2020. 41: p. 363-380.
38. Kotera, Y., M. Richardson, and D. Sheffield, Effects of Shinrin-Yoku (Forest Bathing) and Nature Therapy on Mental Health: a Systematic Review and Meta-analysis. International Journal of Mental Health and Addiction, 2022. 20(1): p. 337-361.
39. Park, B.J., et al., The physiological effects of Shinrin-yoku (taking in the forest atmosphere or forest bathing): evidence from field experiments in 24 forests across Japan. Environ Health Prev Med, 2010. 15(1): p. 18-26.
40. Yaffe, K., Modifiable Risk Factors and Prevention of Dementia: What Is the Latest Evidence? JAMA Intern Med, 2018. 178(2): p. 281-282.
41. Tariq, S., et al., Dementia risk and prevention by targeting modifiable vascular risk factors. J Neurochem, 2018. 144(5): p. 565-581.
42. Ritchie, K., et al., Designing prevention programmes to reduce incidence of dementia: prospective cohort study of modifiable risk factors. BMJ, 2010. 341: p. c3885.
43. Yelland, G.W., Gluten-induced cognitive impairment ("brain fog") in coeliac disease. J Gastroenterol Hepatol, 2017. 32 Suppl 1: p. 90-93.

44. Theoharides, T.C., et al., Brain "fog," inflammation and obesity: key aspects of neuropsychiatric disorders improved by luteolin. Front Neurosci, 2015. 9: p. 225.
45. Rao, S.S.C., et al., Brain fogginess, gas and bloating: a link between SIBO, probiotics and metabolic acidosis. Clin Transl Gastroenterol, 2018. 9(6): p. 162.
46. Armstrong, J.M., et al., Associations of child insomnia, sleep movement, and their persistence with mental health symptoms in childhood and adolescence. Sleep, 2014. 37(5): p. 901-9.
47. Kovalchuk, A., et al., Chemo brain: From discerning mechanisms to lifting the brain fog-An aging connection. Cell Cycle, 2017. 16(14): p. 1345-1349.
48. Mackay, M., Lupus brain fog: a biologic perspective on cognitive impairment, depression, and fatigue in systemic lupus erythematosus. Immunol Res, 2015. 63(1-3): p. 26-37.
49. Pohanka, M., Alzheimer s disease and oxidative stress: a review. Curr Med Chem, 2014. 21(3): p. 356-64.
50. Sinha, K., et al., Oxidative stress: the mitochondria-dependent and mitochondria-independent pathways of apoptosis. Arch Toxicol, 2013. 87(7): p. 1157-80.
51. Lee, J.W., et al., Neuro-inflammation induced by lipopolysaccharide causes cognitive impairment through enhancement of beta-amyloid generation. J Neuroinflammation, 2008. 5: p. 37.
52. Wang, W.Y., et al., Role of pro-inflammatory cytokines released from microglia in Alzheimer's disease. Ann Transl Med, 2015. 3(10): p. 136.
53. Xie, L., et al., Sleep drives metabolite clearance from the adult brain. Science, 2013. 342(6156): p. 373-7.
54. Wang, Y., et al., The role of microbiome in central nervous system disorders. Brain Behav Immun, 2014. 38: p. 1-12.
55. Yang, G., et al., Sleep promotes branch-specific formation of dendritic spines after learning. Science, 2014. 344(6188): p. 1173-8.
56. LoGiudice, D., et al., Dementia in older people: an update. Intern Med J, 2014. 44(11): p. 1066-73.
57. Davey, D.A., Alzheimer's disease and vascular dementia: one potentially preventable and modifiable disease? Part II: Management, prevention and future perspective. Neurodegener Dis Manag, 2014. 4(3): p. 261-70.
58. Livingston, G., et al., Dementia prevention, intervention, and care. Lancet, 2017. 390(10113): p. 2673-2734.
59. McCracken, L.M., et al., Disrupted sleep patterns and daily functioning in patients with chronic pain. Pain Res Manag, 2002. 7(2): p. 75-9.
60. Miller, M.W., et al., Oxidative Stress, Inflammation, and Neuroprogression in Chronic PTSD. Harv Rev Psychiatry, 2018. 26(2): p. 57-69.
61. Donovan, N.J., et al., Association of Higher Cortical Amyloid Burden With Loneliness in Cognitively Normal Older Adults. JAMA Psychiatry, 2016. 73(12): p. 1230-1237.
62. Le Pira, F., et al., Memory disturbances in migraine with and without aura: a strategy problem? Cephalalgia, 2000. 20(5): p. 475-8.
63. Abeare, C.A., et al., Pain, executive functioning, and affect in patients with rheumatoid arthritis. Clin J Pain, 2010. 26(8): p. 683-9.
64. Setiawan, E., et al., Association of translocator protein total distribution volume with duration of untreated major depressive disorder: a cross-sectional study. Lancet Psychiatry, 2018. 5(4): p. 339-347.
65. Gureje, O., et al., Persistent pain and well-being: a World Health Organization Study in Primary Care. JAMA, 1998. 280(2): p. 147-51.
66. Martins, I.P., et al., Migraine, headaches, and cognition. Headache, 2012. 52(10): p. 1471-82.
67. Baliki, M.N., et al., Chronic pain and the emotional brain: specific brain activity associated with spontaneous fluctuations of intensity of chronic back pain. J Neurosci, 2006. 26(47): p. 12165-73.
68. Dick, B.D., et al., Disruption of attention and working memory traces in individuals with chronic pain. Anesth Analg, 2007. 104(5): p. 1223-9, tables of contents.
69. Theoharides, T.C., et al., Decreased mitochondrial function and increased brain inflammation in

bipolar disorder and other neuropsychiatric diseases. J Clin Psychopharmacol, 2011. 31(6): p. 685-7.

70. Ocon, A.J., Caught in the thickness of brain fog: exploring the cognitive symptoms of Chronic Fatigue Syndrome. Front Physiol, 2013. 4: p. 63.
71. Saleem, M., et al., Inflammatory Markers in Mild Cognitive Impairment: A Meta-Analysis. J Alzheimers Dis, 2015. 47(3): p. 669-79.
72. Lebwohl, B., et al., Editorial: 'brain fog' and coeliac disease - evidence for its existence. Aliment Pharmacol Ther, 2014. 40(5): p. 565.
73. Ross, A.J., et al., What is brain fog? An evaluation of the symptom in postural tachycardia syndrome. Clin Auton Res, 2013. 23(6): p. 305-11.
74. Raffa, R.B., Cancer 'survivor-care': II. Disruption of prefrontal brain activation top-down control of working memory capacity as possible mechanism for chemo-fog/brain (chemotherapy-associated cognitive impairment). J Clin Pharm Ther, 2013. 38(4): p. 265-8.
75. Raffa, R.B., Is a picture worth a thousand (forgotten) words?: neuroimaging evidence for the cognitive deficits in 'chemo-fog'/'chemo-brain'. J Clin Pharm Ther, 2010. 35(1): p. 1-9.
76. Aluise, C.D., et al., Chemo brain (chemo fog) as a potential side effect of doxorubicin administration: role of cytokine-induced, oxidative/nitrosative stress in cognitive dysfunction. Adv Exp Med Biol, 2010. 678: p. 147-56.
77. Singh, P., et al., Prolonged glutamate excitotoxicity: effects on mitochondrial antioxidants and antioxidant enzymes. Mol Cell Biochem, 2003. 243(1-2): p. 139-45.
78. Torta, R.G., et al., Fibro-fog. Clin Exp Rheumatol, 2016. 34(2 Suppl 96): p. S6-8.
79. McManus, R.M., et al., Role of neuroinflammation in neurodegeneration: new insights. Alzheimers Res Ther, 2017. 9(1): p. 14.
80. Perry, V.H., et al., Microglia in neurodegenerative disease. Nat Rev Neurol, 2010. 6(4): p. 193-201.
81. Meyer, J.H., Neuroprogression and Immune Activation in Major Depressive Disorder. Mod Trends Pharmacopsychiatry, 2017. 31: p. 27-36.
82. Rea, K., et al., The Brain-Gut Axis Contributes to Neuroprogression in Stress-Related Disorders. Mod Trends Pharmacopsychiatry, 2017. 31: p. 152-161.
83. Struder, H.K., et al., Physiology and pathophysiology of the serotonergic system and its implications on mental and physical performance. Part I. Int J Sports Med, 2001. 22(7): p. 467-81.
84. D'Mello, C., et al., Cerebral microglia recruit monocytes into the brain in response to tumor necrosis factoralpha signaling during peripheral organ inflammation. J Neurosci, 2009. 29(7): p. 2089-102.
85. Ji, R.R., et al., Emerging targets in neuroinflammation-driven chronic pain. Nat Rev Drug Discov, 2014. 13(7): p. 533-48.
86. Tang, Y., et al., Differential Roles of M1 and M2 Microglia in Neurodegenerative Diseases. Mol Neurobiol, 2016. 53(2): p. 1181-94.
87. Sabayan, B., et al., Reducing Risk of Dementia in Older Age. JAMA, 2017. 317(19): p. 2028.
88. Orchard, T.S., et al., Clearing the fog: a review of the effects of dietary omega-3 fatty acids and added sugars on chemotherapy-induced cognitive deficits. Breast Cancer Res Treat, 2017. 161(3): p. 391-398.
89. Neu, S.C., et al., Apolipoprotein E Genotype and Sex Risk Factors for Alzheimer Disease: A Meta-analysis. JAMA Neurol, 2017. 74(10): p. 1178-1189.
90. Drzezga, A., et al., Neuronal dysfunction and disconnection of cortical hubs in non-demented subjects with elevated amyloid burden. Brain, 2011. 134(Pt 6): p. 1635-46.
91. Kreutzmann, J.C., et al., Sleep deprivation and hippocampal vulnerability: changes in neuronal plasticity, neurogenesis and cognitive function. Neuroscience, 2015. 309: p. 173-90.
92. Mueller, A.D., et al., Sleep and adult neurogenesis: implications for cognition and mood. Curr Top Behav Neurosci, 2015. 25: p. 151-81.
93. Shokri-Kojori, E., et al., beta-Amyloid accumulation in the human brain after one night of sleep deprivation. Proc Natl Acad Sci U S A, 2018. 115(17): p. 4483-4488.

94. Archer, S.N., et al., How sleep and wakefulness influence circadian rhythmicity: effects of insufficient and mistimed sleep on the animal and human transcriptome. J Sleep Res, 2015. 24(5): p. 476-93.
95. Kamperis, K., et al., Excess diuresis and natriuresis during acute sleep deprivation in healthy adults. Am J Physiol Renal Physiol, 2010. 299(2): p. F404-11.
96. Bosch, J.L.H.R., et al., The Prevalence and Causes of Nocturia. Journal of Urology, 2013. 189(1): p. S86-S92.
97. Li, J., et al., Sleep in Normal Aging. Sleep Med Clin, 2018. 13(1): p. 1-11.
98. Finan, P.H., et al., The association of sleep and pain: an update and a path forward. J Pain, 2013. 14(12): p. 1539-52.
99. Nehlig, A., Effects of coffee/caffeine on brain health and disease: What should I tell my patients? Pract Neurol, 2016. 16(2): p. 89-95.
100. Lau, E.Y., et al., Rapid-Eye-Movement-Sleep (REM) Associated Enhancement of Working Memory Performance after a Daytime Nap. PLoS One, 2015. 10(5): p. e0125752.
101. Yang, P.Y., et al., Exercise training improves sleep quality in middle-aged and older adults with sleep problems: a systematic review. Journal of Physiotherapy, 2012. 58(3): p. 157-163.
102. Martinez, D., et al., Diagnosis of circadian rhythm sleep disorders. J Bras Pneumol, 2008. 34(3): p. 173-80.
103. Figueiro, M.G., Disruption of Circadian Rhythms by Light During Day and Night. Curr Sleep Med Rep, 2017. 3(2): p. 76-84.
104. Doghramji, K., Melatonin and its receptors: a new class of sleep-promoting agents. J Clin Sleep Med, 2007. 3(5 Suppl): p. S17-23.
105. Colrain, I.M., et al., Alcohol and the sleeping brain. Handb Clin Neurol, 2014. 125: p. 415-31.
106. Oelke, M., et al., A practical approach to the management of nocturia. Int J Clin Pract, 2017. 71(11).
107. Irish, L.A., et al., The role of sleep hygiene in promoting public health: A review of empirical evidence. Sleep Med Rev, 2015. 22: p. 23-36.
108. Arroll, M., et al., Chronic fatigue syndrome--a patient centred approach to management. Aust Fam Physician, 2013. 42(4): p. 191-3.
109. Killgore, W.D., Effects of sleep deprivation on cognition. Prog Brain Res, 2010. 185: p. 105-29.
110. Kyriacou, C.P., et al., Circadian clocks: genes, sleep, and cognition. Trends Cogn Sci, 2010. 14(6): p. 259-67.
111. Vaughan, C.P., et al., Differences in the Association of Nocturia and Functional Outcomes of Sleep by Age and Gender: A Cross-sectional, Population-based Study. Clin Ther, 2016. 38(11): p. 2386-2393 e1.
112. Arbus, C., et al., [Sleep changes with aging]. Psychol Neuropsychiatr Vieil, 2010. 8(1): p. 7-14.
113. Mansour, A.R., et al., Brain white matter structural properties predict transition to chronic pain. Pain, 2013. 154(10): p. 2160-8.
114. Cheng, C.Y., et al., White matter hyperintensities in migraine: Clinical significance and central pulsatile hemodynamic correlates. Cephalalgia, 2018. 38(7): p. 1225-1236.
115. Maeda, T., et al., [Blood-brain barrier and blood-nerve barrier in neuroinflammatory diseases]. Nihon Rinsho, 2013. 71(5): p. 789-94.
116. Goesling, J., et al., Pain and depression: an integrative review of neurobiological and psychological factors. Curr Psychiatry Rep, 2013. 15(12): p. 421.
117. Irwin, M.R., et al., Sleep loss exacerbates fatigue, depression, and pain in rheumatoid arthritis. Sleep, 2012. 35(4): p. 537-43.
118. Irwin, M.R., et al., Sleep Health: Reciprocal Regulation of Sleep and Innate Immunity. Neuropsychopharmacology, 2017. 42(1): p. 129-155.
119. Bushnell, M.C., et al., Effect of environment on the long-term consequences of chronic pain. Pain, 2015. 156 Suppl 1: p. S42-9.
120. Seminowicz, D.A., et al., The Dorsolateral Prefrontal Cortex in Acute and Chronic Pain. Journal of Pain, 2017. 18(9): p. 1027-1035.

121. Miller, A.H., et al., Inflammation and its discontents: the role of cytokines in the pathophysiology of major depression. Biol Psychiatry, 2009. 65(9): p. 732-41.
122. Chen, W.W., et al., Role of neuroinflammation in neurodegenerative diseases (Review). Mol Med Rep, 2016. 13(4): p. 3391-6.
123. Wekerle, H., Brain inflammatory cascade controlled by gut-derived molecules. Nature, 2018. 557(7707): p. 642-643.
124. Fung, T.C., et al., Interactions between the microbiota, immune and nervous systems in health and disease. Nat Neurosci, 2017. 20(2): p. 145-155.
125. Clauw, D.J., Fibromyalgia: a clinical review. JAMA, 2014. 311(15): p. 1547-55.
126. Clauw, D.J., Fibromyalgia and related conditions. Mayo Clin Proc, 2015. 90(5): p. 680-92.
127. Papanikolaou, Y., et al., Better cognitive performance following a low-glycaemic-index compared with a high-glycaemic-index carbohydrate meal in adults with type 2 diabetes. Diabetologia, 2006. 49(5): p. 855-62.
128. 王署君教授等，頭痛看過來：神經內科權威醫師群的精準處方 . 2017: 原水文化 .
129. Zaeem, Z., et al., Headaches: a Review of the Role of Dietary Factors. Curr Neurol Neurosci Rep, 2016. 16(11): p. 101.
130. Diplock, A.T., et al., Functional food science and defence against reactive oxidative species. Br J Nutr, 1998. 80 Suppl 1: p. S77-112.
131. Raffa, R.B., A proposed mechanism for chemotherapy-related cognitive impairment ('chemo-fog'). J Clin Pharm Ther, 2011. 36(3): p. 257-9.
132. Lurie, D.I., An Integrative Approach to Neuroinflammation in Psychiatric disorders and Neuropathic Pain. J Exp Neurosci, 2018. 12: p. 1179069518793639.
133. Jung, Y.H., et al., Brain Metabolites and Peripheral Biomarkers Associated with Neuroinflammation in Complex Regional Pain Syndrome Using [11C]-(R)-PK11195 Positron Emission Tomography and Magnetic Resonance Spectroscopy: A Pilot Study. Pain Med, 2018. [Epub ahead of print]
134. Ji, R.R., et al., Neuroinflammation and Central Sensitization in Chronic and Widespread Pain. Anesthesiology, 2018. 129(2): p. 343-366.
135. Cheng, C.Y., et al., Elevated circulating endothelial-specific microRNAs in migraine patients: A pilot study. Cephalalgia, 2018. 38(9): p. 1585-1591.
136. Chung, C.P., et al., Pathogenesis of leukoaraiosis: role of jugular venous reflux. Med Hypotheses, 2010. 75(1): p. 85-90.
137. Gormley, P., et al., Meta-analysis of 375,000 individuals identifies 38 susceptibility loci for migraine. Nat Genet, 2016. 48(8): p. 856-66.
138. Bashir, A., et al., Migraine and structural changes in the brain: a systematic review and meta-analysis. Neurology, 2013. 81(14): p. 1260-8.
139. Debette, S., et al., The clinical importance of white matter hyperintensities on brain magnetic resonance imaging: systematic review and meta-analysis. BMJ, 2010. 341: p. c3666.
140. de Araujo, C.M., et al., Cognitive impairment in migraine: A systematic review. Dement Neuropsychol, 2012. 6(2): p. 74-79.
141. Theoharides, T.C., et al., Brain cytokines and neuropsychiatric disorders. J Clin Psychopharmacol, 2004. 24(6): p. 577-81.
142. Allison, D.J., et al., The common inflammatory etiology of depression and cognitive impairment: a therapeutic target. J Neuroinflammation, 2014. 11: p. 151.
143. Tana, C., et al., New insights into the cardiovascular risk of migraine and the role of white matter hyperintensities: is gold all that glitters? J Headache Pain, 2013. 14(1): p. 9.
144. Kurth, T., et al., Migraine frequency and risk of cardiovascular disease in women. Neurology, 2009. 73(8): p. 581-8.
145. Apkarian, A.V., et al., Chronic back pain is associated with decreased prefrontal and thalamic gray matter density. J Neurosci, 2004. 24(46): p. 10410-5.
146. Gama, C.S., et al., Staging and neuroprogression in bipolar disorder: a systematic review of the literature. Rev Bras Psiquiatr, 2013. 35(1): p. 70-4.
147. Appenzeller, S., et al., Cognitive impairment in rheumatoid arthritis. Methods Find Exp Clin Pharmacol, 2004. 26(5): p. 339-43.

148. Reus, G.Z., et al., The role of inflammation and microglial activation in the pathophysiology of psychiatric disorders. Neuroscience, 2015. 300: p. 141-54.
149. Yarlagadda, A., et al., The blood brain barrier and the role of cytokines in neuropsychiatry. Psychiatry (Edgmont), 2009. 6(11): p. 18-22.
150. Marsland, A.L., et al., Brain morphology links systemic inflammation to cognitive function in midlife adults. Brain Behav Immun, 2015. 48: p. 195-204.
151. Kong, D., et al., Loneliness, Depressive Symptoms, and Cognitive Functioning Among U.S. Chinese Older Adults. Gerontol Geriatr Med, 2018. 4: p. 2333721418778201.
152. Chey, W.D., et al., Irritable bowel syndrome: a clinical review. JAMA, 2015. 313(9): p. 949-58.
153. Rhee, S.H., et al., Principles and clinical implications of the brain-gut-enteric microbiota axis. Nat Rev Gastroenterol Hepatol, 2009. 6(5): p. 306-14.
154. Foster, J.A., et al., Stress & the gut-brain axis: Regulation by the microbiome. Neurobiol Stress, 2017. 7: p. 124-136.
155. Ceppa, F., et al., Current evidence linking diet to gut microbiota and brain development and function. Int J Food Sci Nutr, 2018: p. 1-19.
156. Zeki Al Hazzouri, A., et al., Greater depressive symptoms, cognition, and markers of brain aging: Northern Manhattan Study. Neurology, 2018. 90(23): p. e2077-e2085.
157. Gonzales, M.M., et al., Cortical Atrophy is Associated with Accelerated Cognitive Decline in Mild Cognitive Impairment with Subsyndromal Depression. Am J Geriatr Psychiatry, 2017. 25(9): p. 980-991.
158. Joko, T., et al., Patterns of hippocampal atrophy differ among Alzheimer's disease, amnestic mild cognitive impairment, and late-life depression. Psychogeriatrics, 2016. 16(6): p. 355-361.
159. Elbejjani, M., et al., Depression, depressive symptoms, and rate of hippocampal atrophy in a longitudinal cohort of older men and women. Psychol Med, 2015. 45(9): p. 1931-44.
160. Taylor, W.D., et al., Hippocampus atrophy and the longitudinal course of late-life depression. Am J Geriatr Psychiatry, 2014. 22(12): p. 1504-12.
161. Hughes, M.E., et al., A Short Scale for Measuring Loneliness in Large Surveys: Results From Two Population-Based Studies. Res Aging, 2004. 26(6): p. 655-672.
162. Ertel, K.A., et al., Effects of social integration on preserving memory function in a nationally representative US elderly population. Am J Public Health, 2008. 98(7): p. 1215-20.
163. Goldstein, A.M., et al., Building a brain in the gut: development of the enteric nervous system. Clin Genet, 2013. 83(4): p. 307-16.
164. Martin, C.R., et al., The Brain-Gut-Microbiome Axis. Cell Mol Gastroenterol Hepatol, 2018. 6(2): p. 133-148.
165. Stefano, G.B., et al., Gut, Microbiome, and Brain Regulatory Axis: Relevance to Neurodegenerative and Psychiatric Disorders. Cell Mol Neurobiol, 2018. 38(6): p. 1197-1206.
166. Quigley, E.M.M., The Gut-Brain Axis and the Microbiome: Clues to Pathophysiology and Opportunities for Novel Management Strategies in Irritable Bowel Syndrome (IBS). J Clin Med, 2018. 7(1). pii: E6.
167. Lennerz, B.S., et al., Effects of dietary glycemic index on brain regions related to reward and craving in men. Am J Clin Nutr, 2013. 98(3): p. 641-7.
168. Minihane, A.M., et al., Low-grade inflammation, diet composition and health: current research evidence and its translation. Br J Nutr, 2015. 114(7): p. 999-1012.
169. Willcox, D.C., et al., Healthy aging diets other than the Mediterranean: a focus on the Okinawan diet. Mech Ageing Dev, 2014. 136-137: p. 148-62.
170. Jequier, E., et al., Water as an essential nutrient: the physiological basis of hydration. Eur J Clin Nutr, 2010. 64(2): p. 115-23.
171. Perrier, E.T., et al., Urine colour change as an indicator of change in daily water intake: a quantitative analysis. Eur J Nutr, 2016. 55(5): p. 1943-9.
172. Ogino, Y., et al., Dehydration enhances pain-evoked activation in the human brain compared with rehydration. Anesth Analg, 2014. 118(6): p. 1317-25.
173. Pross, N., Effects of Dehydration on Brain Functioning: A Life-Span Perspective. Ann Nutr Metab,

2017. 70 Suppl 1: p. 30-36.
174. Moderie, C., et al., Circadian phase, dynamics of subjective sleepiness and sensitivity to blue light in young adults complaining of a delayed sleep schedule. Sleep Med, 2017. 34: p. 148-155.
175. Touitou, Y., et al., Association between light at night, melatonin secretion, sleep deprivation, and the internal clock: Health impacts and mechanisms of circadian disruption. Life Sci, 2017. 173: p. 94-106.
176. Xu, Y., et al., Inflammation and increased IDO in hippocampus contribute to depression-like behavior induced by estrogen deficiency. Behav Brain Res, 2015. 288: p. 71-8.
177. Rettberg, J.R., et al., Estrogen: a master regulator of bioenergetic systems in the brain and body. Front Neuroendocrinol, 2014. 35(1): p. 8-30.
178. Bertone-Johnson, E.R., et al., Association of inflammation markers with menstrual symptom severity and premenstrual syndrome in young women. Hum Reprod, 2014. 29(9): p. 1987-94.
179. Black, D.S., et al., Mindfulness meditation and improvement in sleep quality and daytime impairment among older adults with sleep disturbances: a randomized clinical trial. JAMA Intern Med, 2015. 175(4): p. 494-501.
180. Hilton, L., et al., Mindfulness Meditation for Chronic Pain: Systematic Review and Meta-analysis. Ann Behav Med, 2017. 51(2): p. 199-213.
181. Chien, H.C., et al., Breathing exercise combined with cognitive behavioural intervention improves sleep quality and heart rate variability in major depression. J Clin Nurs, 2015. 24(21-22): p. 3206-14.
182. Yamagishi, N., et al., The relationship between self-awareness of attentional status, behavioral performance and oscillatory brain rhythms. PLoS One, 2013. 8(9): p. e74962.
183. Rosness, T.A., et al., Association Between Random Measured Glucose Levels in Middle and Old Age and Risk of Dementia-Related Death. J Am Geriatr Soc, 2016. 64(1): p. 156-61.
184. Crane, P.K., et al., Glucose levels and risk of dementia. N Engl J Med, 2013. 369(6): p. 540-8.
185. Mussig, K., [Are high glucose levels a risk factor for dementia? High blood glucose levels increase the risk of dementia--not only in diabetes]. Dtsch Med Wochenschr, 2013. 138(43): p. 2184.
186. Risner, M.E., et al., Efficacy of rosiglitazone in a genetically defined population with mild-to-moderate Alzheimer's disease. Pharmacogenomics J, 2006. 6(4): p. 246-54.
187. Maughan, R.J., et al., Mild hypohydration increases the frequency of driver errors during a prolonged, monotonous driving task. Nutr Hosp, 2015. 32 Suppl 2: p. 10262.
188. Warren, D.E., et al., Behavioral effects of cyclic changes in serotonin during the human menstrual cycle. Med Hypotheses, 1979. 5(3): p. 359-64.
189. Henderson, V.W., Cognitive changes after menopause: influence of estrogen. Clin Obstet Gynecol, 2008. 51(3): p. 618-26.
190. Basso, J.C., et al., Brief, daily meditation enhances attention, memory, mood, and emotional regulation in non-experienced meditators. Behav Brain Res, 2018. pii: S0166-4328(18)30322-X.
191. Melnychuk, M.C., et al., Coupling of respiration and attention via the locus coeruleus: Effects of meditation and pranayama. Psychophysiology, 2018. 55(9): p. e13091.

國家圖書館出版品預行編目資料

腦霧：腦退化自救、預防失智，腦科醫師教你大腦重置，提升專注、記憶、思考三大腦原力 / 鄭淳予作. -- 增訂一版. -- 臺北市：三采文化股份有限公司，2022.03 面； 公分. --（三采健康館；157）
ISBN 978-957-658-784-9（平裝）

1.CST: 健腦法 2.CST: 健康法

411.19 111002132

個人健康情形因年齡、性別、病史和特殊情況而異，本書提供科學、保健或健康資訊與新知，非治療方法，建議您若有任何不適，仍應諮詢專業醫師之診斷與治療。

三采健康館 157

腦霧

腦退化自救、預防失智，腦科醫師教你大腦重置，提升專注、記憶、思考三大腦原力（增訂版）

作者｜鄭淳予
副總編輯｜郭玫禎
插畫｜廖珮妏 / 本時制作設計工作室　攝影｜賴通泯　校對｜黃薇霓
美術主編｜藍秀婷　封面設計｜高郁雯　內頁排版｜周惠敏、曾瓊慧
行銷經理｜張育珊　行銷企劃｜劉哲均、許庭妮

發行人｜張輝明　總編輯｜曾雅青　發行所｜三采文化股份有限公司
地址｜台北市內湖區瑞光路 513 巷 33 號 8 樓
傳訊｜TEL:8797-1234　FAX:8797-1688　網址｜www.suncolor.com.tw
郵政劃撥｜帳號：14319060　戶名：三采文化股份有限公司
初版發行｜2022 年 3 月 25 日　定價｜NT$420
2 版｜2022 年 9 月 5 日